ANDREAS A. NOLL   DAGMAR HEMM

ORGANBALANCE

Körper und Seele im Einklang
mit den 5 Elementen

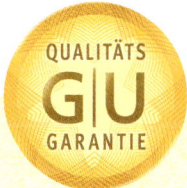

QUALITÄTS
G|U
GARANTIE

DIE GU-QUALITÄTSGARANTIE

Wir möchten Ihnen mit den Informationen und Anregungen in diesem Buch das Leben erleichtern und Sie inspirieren, Neues auszuprobieren. Bei jedem unserer Produkte achten wir auf Aktualität und stellen höchste Ansprüche an Inhalt, Optik und Ausstattung.

Alle Informationen werden von unseren Autoren und unserer Fachredaktion sorgfältig ausgewählt und mehrfach geprüft. Deshalb bieten wir Ihnen eine 100 %ige Qualitätsgarantie.

Darauf können Sie sich verlassen:
Wir legen Wert darauf, dass unsere Gesundheits- und Lebenshilfebücher ganzheitlichen Rat geben. Wir garantieren, dass:

• alle Übungen und Anleitungen in der Praxis geprüft und
• unsere Autoren echte Experten mit langjähriger Erfahrung sind.

Wir möchten für Sie immer besser werden:
Sollten wir mit diesem Buch Ihre Erwartungen nicht erfüllen, lassen Sie es uns bitte wissen! Nehmen Sie einfach Kontakt zu unserem Leserservice auf. Sie erhalten von uns kostenlos einen Ratgeber zum gleichen oder ähnlichen Thema. Die Kontaktdaten unseres Leserservice finden Sie am Ende dieses Buches.

GRÄFE UND UNZER VERLAG. *Der erste Ratgeberverlag – seit 1722.*

KGS

THEORIE

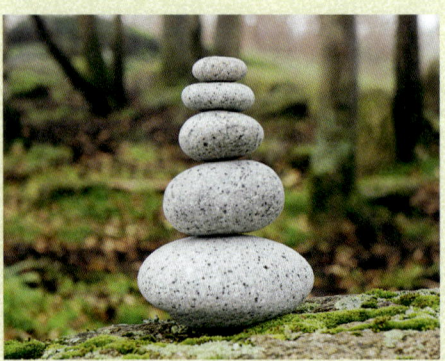

PRAXIS

SERVICE

DR. PHIL. DAGMAR HEMM
ist Sinologin und Heilpraktikerin.

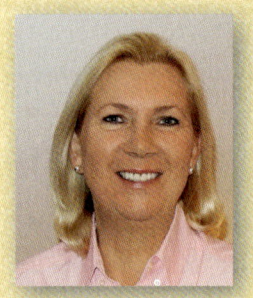

»Gesundheit beruht
auf der ausgewoge-
nen Mischung
der Qualitäten.«

HIPPOKRATES

»Wer ständig
glücklich sein
möchte, muss sich
oft verändern.«

KONFUZIUS

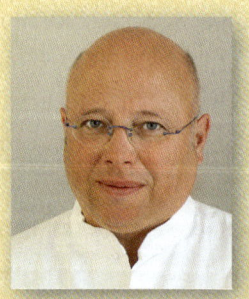

ANDREAS A. NOLL
ist Gastprofessor an der
TCM-Universität Chengdu in China
und Heilpraktiker.

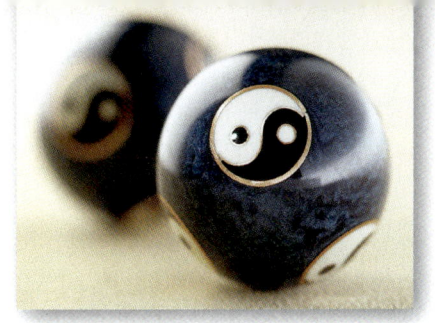

ZU MEHR AUSGEGLICHENHEIT UND GESUNDHEIT FINDEN

Unsere inneren Organe spüren wir vor allem dann, wenn sie nicht im Gleichgewicht sind und Beschwerden verursachen. Fühlen wir uns dagegen rundum wohl, ist das dem stillen, reibungslosen und fein abgestimmten Zusammenwirken der inneren Organe zu danken. Viele dieser Abläufe im Organismus wurden in den letzten Jahrhunderten erforscht, ebenso viele sind auch der modernen Medizin noch rätselhaft. Botenstoffe und Nervenbahnen, Hormone und Enzyme, Gene und Chromosomen, Zellen und Gewebe: Die uralte chinesische Medizin trennt diese komplexen Strukturen und Zusammenhänge nicht voneinander. Sie trennt sie zudem nicht von Geist und Seele, von Gedanken und Gefühlen. Die chinesischen Ärzte fanden den Schlüssel zur Gesundheit in der Lebenskraft Qi. Das Qi erschafft den Menschen, erhält ihn am Leben – und erlischt irgendwann. Wie ein Kanalsystem oder ein Netzwerk verbinden weitverzweigte Energieleitbahnen, die Meridiane, alles miteinander.

In diesem Buch erfahren Sie, wie die inneren Organe sich im Befinden von Körper, Geist und Seele bemerkbar machen können, wie sie miteinander verbunden sind und vor allem: was Sie selbst tun können, um gesund und in Harmonie mit sich selbst und Ihrer Umwelt zu leben.

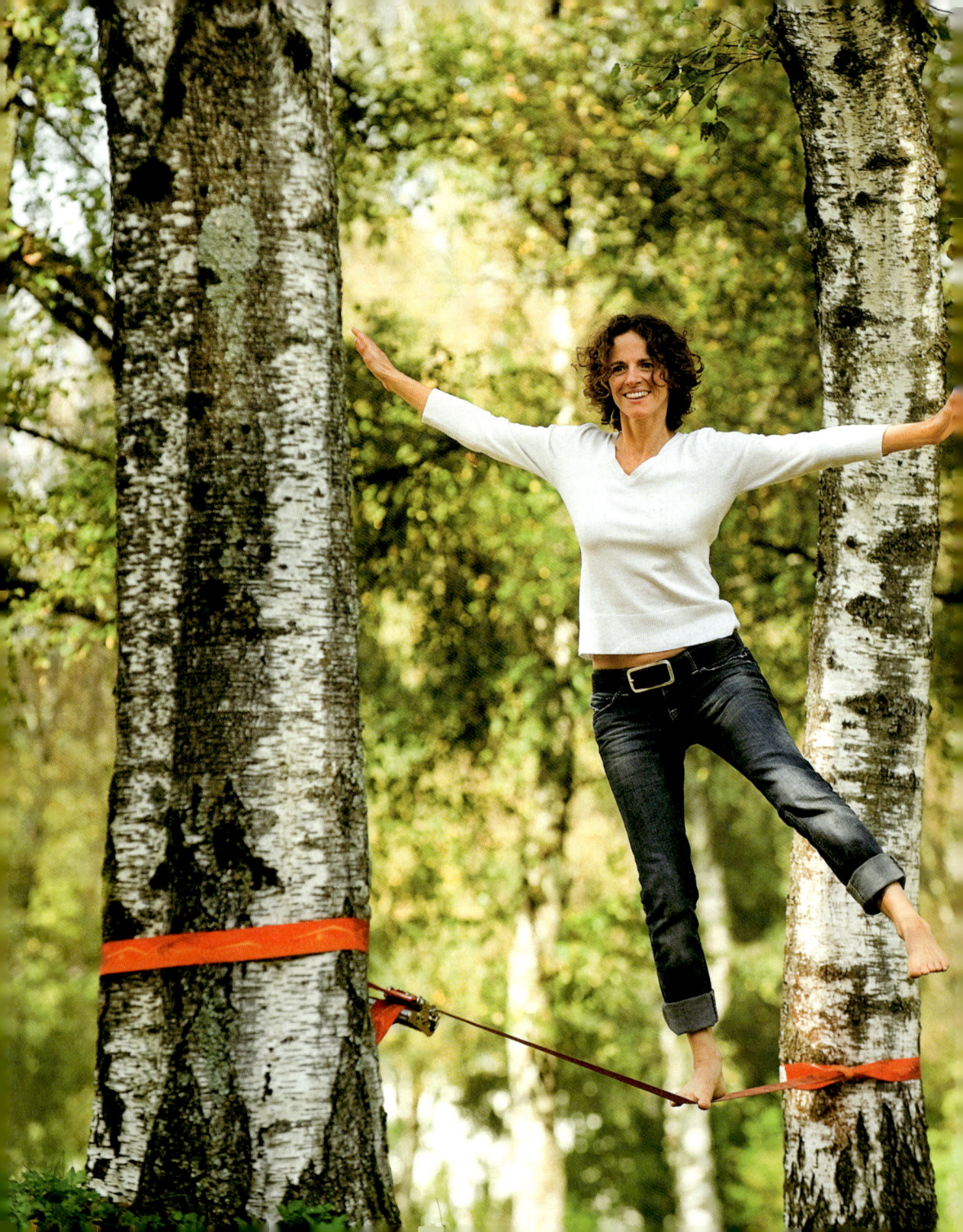

DAS NETZWERK DER BALANCE

ALLES IN UNS HÄNGT MITEINANDER ZUSAMMEN. JE BESSER DAS ZUSAMMENSPIEL FUNKTIONIERT, UMSO WOHLER UND AUSGEGLICHENER FÜHLEN WIR UNS. DAFÜR KÖNNEN WIR SELBST SEHR VIEL TUN. DAS WICHTIGSTE IST, SICH WIEDER DEN NATÜRLICHEN RHYTHMEN ANZUVERTRAUEN.

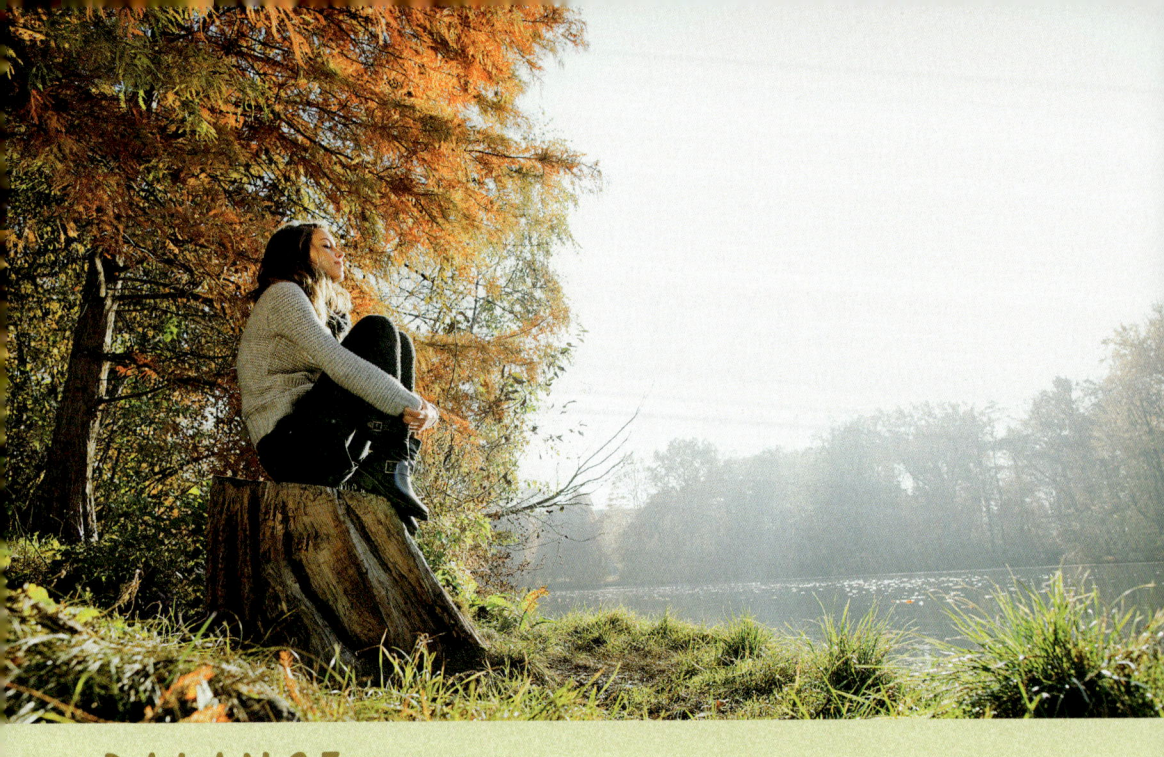

BALANCE –
EINE EWIGE SEHNSUCHT

Zeitlebens versuchen wir, unser persönliches Glück oder zumindest Zufriedenheit zu finden. Wir erleben Höhen und Tiefen im Wechsel: Mal stürmt das Leben auf uns ein, strapaziert uns körperlich, seelisch und geistig, zerreißt uns oft nahezu. Mal lehnen wir uns zufrieden und ausgeglichen zurück. Nach Harmonie und dem Ruhen in sich selbst streben wir alle – trotzdem treibt es uns immer wieder »zu neuen Ufern«: auf der Suche nach der großen Liebe, der Erfüllung von Lebensträumen, oft aber auch auf der Flucht vor belastenden Lebensumständen und Beziehungen. Dieses Getriebensein ist ein Grundelement unseres Daseins. Es treibt uns hin zu den Dingen, die uns fehlen, nach denen wir uns sehnen, die uns größere Zufriedenheit und Balance schenken. In diesem lebenslangen Auf und Ab sind Harmonie und Ausgeglichenheit letztlich das Ziel.

Die lebenslange Herausforderung

Kein Mensch lebt allein und losgelöst in dieser Welt. Jeder ist ständig Veränderungen ausgesetzt, denen er sich stellen muss. Die meisten dieser Herausforderungen bestehen im gewohnten täglichen »Kampf ums Überleben«, um die Befriedigung der elementaren Bedürfnisse. Bereits hier gibt es immer wieder neue Anforderungen: neue künstliche Stoffe in Nahrungsmitteln und Trinkwasser, die verdaut werden wollen. Gifte in der Luft, die wir abwehren oder ausscheiden müssen. Krankheitserreger wie Viren mutieren und werden zur Bedrohung, Bakterien entwickeln Resistenzen gegen Antibiotika durch ungezielten Einsatz in Medizin und Tierzucht. Natürliche Feinde wie Parasiten verschwinden dagegen zunehmend aus unserer »klinisch reinen« Welt und der seit Jahrmillionen auf diese Mitbewohner eingerichtete menschliche Organismus reagiert beim Kontakt mit ihnen immer öfter mit Allergien. Neben diesen Herausforderungen auf der mikroskopischen Ebene können uns auch andere, viel umfassendere Umstellungen belasten und fordern:

- Soziale Bedingungen wie die zunehmende Auflösung der traditionellen Familienbande zwischen Eltern, Kindern und Großeltern sowie neue Formen des familiären Zusammenlebens bringen neue Strukturen und Verbindlichkeiten mit sich.
- Die Arbeitswelt verändert sich in Zeiten von Smartphone und Internet, vernetzt sich immer weiter mit dem ehemals strikt abgegrenzten Privatleben.
- Informationen in immer gewaltigerer Menge und von sehr unterschiedlicher Qualität stehen uns zur Verfügung, müssen bewertet, aufgenommen oder abgewehrt werden.

Unsere Erlebnis- und Erfahrungswelt wird also immer vielseitiger. Daran können wir reifen – oder auch krank werden.

INFO

VIELFÄLTIGE ERFORDERNISSE

Die Anforderungen an den Menschen in unserer Zeit sind gewaltig gestiegen und somit auch die gesundheitlichen Belastungen. Gründe dafür sind vor allem:

- die Anforderung der ständigen Verfügbar- und Erreichbarkeit
- die Illusion des »Multitasking«
- Rollenkonflikte zwischen Familie und Beruf: von den treu sorgenden Eltern bis zum Alphatier
- von außen vorgegebene und ständig wechselnde Schönheitsideale
- die Forderung nach einer uneingeschränkten Leistungsfähigkeit und nach Perfektion

Sonne, Wind und Wetter

Sonne und Mond, Regen und Trockenheit, die Jahreszeiten, Wind und Flauten bestimmten früher das Leben. Der moderne Mensch kann sich diesen Einflüssen recht weit entziehen, sofern er nicht, etwa im Beruf, von den klimatischen Bedingungen abhängig ist. Mit elektrischem Licht können wir die Nacht zum Tag machen, mithilfe von Heizung und Klimaanlage die Temperatur regulieren. Mit natürlichen Stoffen wie Pollen, Tierhaaren und tierischen Ausscheidungen, Mikroorganismen auf Pflanzen und in der Erde kommen wir immer weniger in Berührung. Dadurch werden die Schutzsysteme, die der menschliche Organismus im Lauf der Evolution aufgebaut hat, zunehmend überflüssig: Die Haut, die Schleimhäute und der Darm als »Grenzflächen« zwischen Mensch und Umwelt werden nicht mehr so sehr gefordert.

Uns fehlt also zunehmend die Auseinandersetzung mit natürlichen Reizimpulsen. Das schwächt unser Immunsystem und macht den Organismus weniger anpassungsfähig: Er reagiert immer empfindlicher, wird anfälliger für Infekte und Fehlreaktionen wie bei Allergien und Autoimmunerkrankungen.

Der Mensch im Lauf der Zeit

Wir kommen auf diese Welt, verbringen eine Weile auf ihr und verlassen sie wieder. Das ist der Lauf der Dinge: allseits bekannt, und doch erschreckt uns seine Flüchtigkeit.

Jedes Jahr, jeden Monat, jede Minute und Sekunde verändert sich jeder von uns: durch eigenes Handeln ebenso wie durch die vielfältigsten Einflüsse aus der Umgebung, durch unsere Vorfahren ebenso wie durch unsere Kinder, durch unsere Freunde und Widersacher, durch Beruf und Freizeitbeschäftigungen. Morgens fühlen wir uns anders als mittags und abends, im Frühling anders als im Herbst. Als Jugendliche wirkt die Welt anders auf uns – und wir auf sie – als im reifen Alter.

Unsere guten und unsere schlechten Erfahrungen haben eines gemeinsam: Wir können daran wachsen! Dies tun wir, indem wir die guten Erfahrungen und Einflüsse erkennen und in vollen Zügen genießen, die unausbleiblichen Krisen und emotionalen Erschütterungen zu unserer Reifung und Weiterentwicklung nutzen.

Der Mensch in sich

Körper, Geist und Seele sind nicht zu trennen. Das bedeutet, dass wir Menschen immer als Ganzes reagieren. Wenn die Seele schmerzt, spüren wir das auch im Körper, wir bekommen dann zum Beispiel Bauchweh und Magenkrämpfe, lassen den Kopf hängen oder ziehen die Schultern hoch, bis sie verspannt sind. Schmerzt der Körper, beeinträchtigt das auch Seele und Geist: Es macht uns ärgerlich oder auch traurig, verunsichert uns und macht uns Angst, wir sind unkonzentriert und abgelenkt.

Horchen Sie einmal genau in sich hinein, wo sich Stimmungen und Gemütslagen in Ihrem Körper meist bemerkbar machen! Jeder Mensch hat seine individuellen körperlichen Schwachstellen, die bei Stress, Sorgen und Trauer als Erste in Mitleidenschaft gezogen werden. Unser Sprachgebrauch hat unendlich viele anschauliche Beispiele für diese Verbindung: Es läuft eine Laus über die Leber, es geht etwas an die Nieren, wir haben ein flaues Gefühl im Magen, verspüren ein schlechtes oder ein gutes Bauchgefühl. Diese Empfindungen sind das Echo, mit dem unser Körper auf Ereignisse reagiert.

VIELE VERBINDUNGEN IM NETZWERK DES ORGANISMUS

Der Organismus reagiert auf Emotionen und Ereignisse nicht nur an einer Stelle. Wenn Sie zum Beispiel Angst haben, verlieren Sie möglicherweise buchstäblich den Boden unter den Füßen und in Ihrem Kopf »dreht sich alles«. Oder die Angst löst Herzrasen und feuchte Hände aus. Kein Teil des Körpers kann isoliert betrachtet werden, und ebenso wenig sind Körper, Geist und Seele voneinander zu trennen. Alles ist miteinander verbunden.

Auch aus der Sicht der westlichen Medizin ist dies gut bekannt, in Gestalt der großen Vernetzungssysteme von Nerven und Hormonen, von Gehirn und Nebennieren. Eine Störung in einem Teil des Systems bewirkt auch aus westlicher Sicht eine Reaktion in einem anderen: Nierenprobleme können zu Herzschädigungen führen, etwa zu Bluthochdruck. Verdauungsstörungen können Immunprobleme zur Folge haben, Leberschäden können die Nieren beeinträchtigen. Seelischer Dauerstress erschöpft die Nebennieren, die für die Ausschüttung des »Stresshormons« Cortisol verantwortlich sind, und führt dadurch auf lange Sicht zum sogenannten metabolischen Syndrom, unter anderem mit einer Neigung zum Diabetes mellitus vom Typ II.

Die moderne Schulmedizin kennt und erforscht diese Zusammenhänge, nutzt dieses Wissen aber in der Regel wenig. Die Naturheilkunde und vor allem die Traditionelle Chinesische Medizin (TCM) sind da weiter.

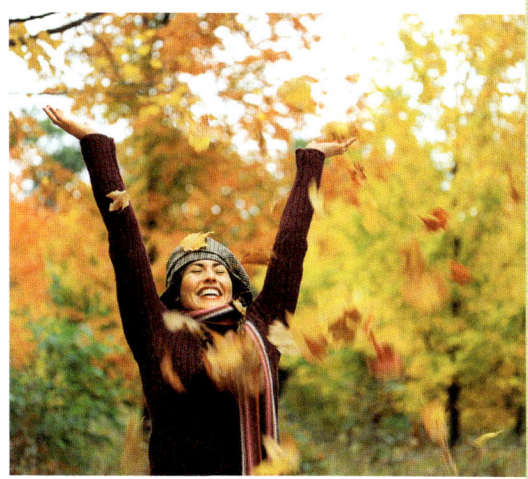

Im Wechsel der Jahreszeiten fühlen wir deren unterschiedliche Qualität – ganz individuell.

Selbstorganisation und Selbstheilung

Mit mehr Aufmerksamkeit für unseren Körper, unseren Geist und unsere Seele fördern wir die Selbstheilungskräfte und können bei Problemen einen Neuanfang schaffen.

Defizite ausgleichen

Unser Organismus reagiert sehr genau auf Defizite und Überschüsse. An einer Hautverletzung wirken die reparierenden »Einsatzkräfte« so lange, bis die Haut wieder geschlossen ist. Ist ein Blutgefäß verstopft, werden neue Umleitungen geschaffen. Sind Teile des Gehirns geschädigt, können andere Teile lernen, deren Aufgabe zu übernehmen. Dass der Körper ein solches Wunderwerk der Anpassung ist, birgt Vorteile und Risiken: Wird die Stützkraft der Knochen nicht mehr gebraucht, weil der Mensch mit zunehmendem Alter mehr sitzt als läuft, so bauen die Knochen weniger Kalzium ein und werden brüchig. Essen wir im Rahmen einer Diät weniger, fährt der Körper seinen Kalorien-Grundumsatz zurück, wenn er nicht gleichzeitig mehr Energie durch viel Bewegung benötigt. Muskeln werden nur dann aufgebaut, wenn sie gebraucht werden, bei fehlender Belastung dagegen werden sie abgebaut und damit immer schwächer. Jedoch können wir solche Defizite oft ausgleichen, indem wir den vernachlässigten Funktionen mehr Aufmerksamkeit schenken.

Die Widerstandskraft stärken

Bakterien, Viren und andere Plagegeister unserer Zeit: Machen sie uns zwangsläufig krank? Nein, denn warum schnappen die einen in der »Erkältungszeit« jeden Infekt auf und die anderen nicht? Warum plagen sich manche wochenlang mit Schnupfen, Husten und Verschleimung herum, und bei anderen verschwinden die lästigen Symptome nach einer Woche? Dasselbe gilt bei der »Sommergrippe«, bei Blasenentzündung, Pilzerkrankungen und anderem.

Die Erreger sind nur die eine Seite – um sie zu bekämpfen, kann die Schulmedizin durchaus etwas tun, sofern die Mittel richtig gewählt sind und im Fall einer bakteriellen Erkrankung die Erreger noch auf die Antibiotikabehandlung ansprechen.

Die andere Seite ist unser in der Regel zuverlässig und klammheimlich wirkendes, enorm leistungsfähiges Immunsystem und unsere allgemeine Kraft und Widerstandsfähigkeit. Es gibt in der modernen Medizin nur sehr wenige Mittel, um diese Kräfte zu fördern. Generell empfohlen werden lediglich eine ausgewogene Ernährung, Sport und frische Luft.

Das Problem dabei: Nicht alles ist für jeden gut, jeder Mensch braucht ein individuelles Gesundheitskonzept. So werden beispielsweise manche »Dicken« gesund 90 Jahre alt, manche »Dünnen« quälen sich trotz scheinbar idealem Body-Mass-Index mit chronischen Krankheiten herum.

Die Naturheilkunde und die chinesische Medizin fragen zwar auch nach Befunden und Ursachen, sie orientieren sich aber vor allem an Ihrem ganz persönlichen Befinden! Ihr eigenes Gesundheitsgefühl ist entscheidender als Zahlen und Normalwerte.

SEELE IN BALANCE – KÖRPER GESUND

Ebenso wie körperliche Beschwerden können auch Gedanken unsere Widerstandskraft schwächen. Aus jahrzehntelanger Praxiserfahrung wissen wir, dass emotionale Verletzungen, Trennungen, quälende Sorgen und beruflicher wie privater Druck erst den Boden bereiten für viele Krankheiten. Die unruhige und unzufriedene Seele schwächt den Organismus so lange, bis der Körper sich meldet. Da sind zunächst vielleicht über Jahre hinweg diffuse Schmerzen und Befindlichkeitsstörungen wie Kopfweh, Verdauungsstörungen, Infektanfälligkeit. Irgendwann kann es dann zu dauerhaften, also chronischen körperlichen Erkrankungen kommen. So entwickeln sich etwa nach jahrelangem inneren Druck die Gallensteine. Der Raucherhusten wird zum Lungenkrebs, die Muskelverspannungen bewirken Wirbelsäulen- und Bandscheibenprobleme.
Eine effektive, individuell ausgerichtete Vorbeugung setzt voraus, dass wir uns zum einen der persönlichen Risiken bewusst werden, aber auch bereit und in der Lage sind, für die eigene innere Balance und Ausgeglichenheit gezielt etwas zu tun.

Krisen meistern

Auf dem Weg zu Ausgeglichenheit und Glück liegen viele »Brocken«, die wir überwinden müssen. Doch eines ist wichtig: Wir entscheiden selbst, ob es sich dabei um Stolpersteine oder Bausteine handelt! Mal können wir die größten Stolpersteine als solides Fundament für einen Neuanfang nutzen, ein andermal stolpern wir immer wieder über einen kleinen Kiesel, statt ihn endlich aus dem Weg zu räumen.
Unsere Vorstellungen vom großen und kleinen Glück orientieren sich an den verschiedenartigsten gesellschaftlichen, familiären, kulturellen, sozialen, religiösen und ästhetischen Vorstellungen, die sich immer wieder verändern können:
- Für wen oder für was handle und lebe ich?
- Was ist gut und was ist richtig?
- Was ist erstrebenswert?

Die persönliche, individuelle Beantwortung dieser Fragen, das Abwägen zwischen den von außen vorgegebenen Normen und den persönlichen Idealvorstellungen beschäftigt uns ein Leben lang. Die großen Lebensfragen nach Glück, Gerechtigkeit, Sinn des Lebens, nach Gut und Böse wurden früher durch die Religion beantwortet. Heutzutage hat jeder den Anspruch, sich selbst zu verwirklichen und auch die Maßstäbe für sein Handeln selbst zu entwickeln. Jeder ist dabei mehr und mehr auf sich allein gestellt. Doch niemand muss tatenlos den Unbilden des Lebens ausgeliefert bleiben.

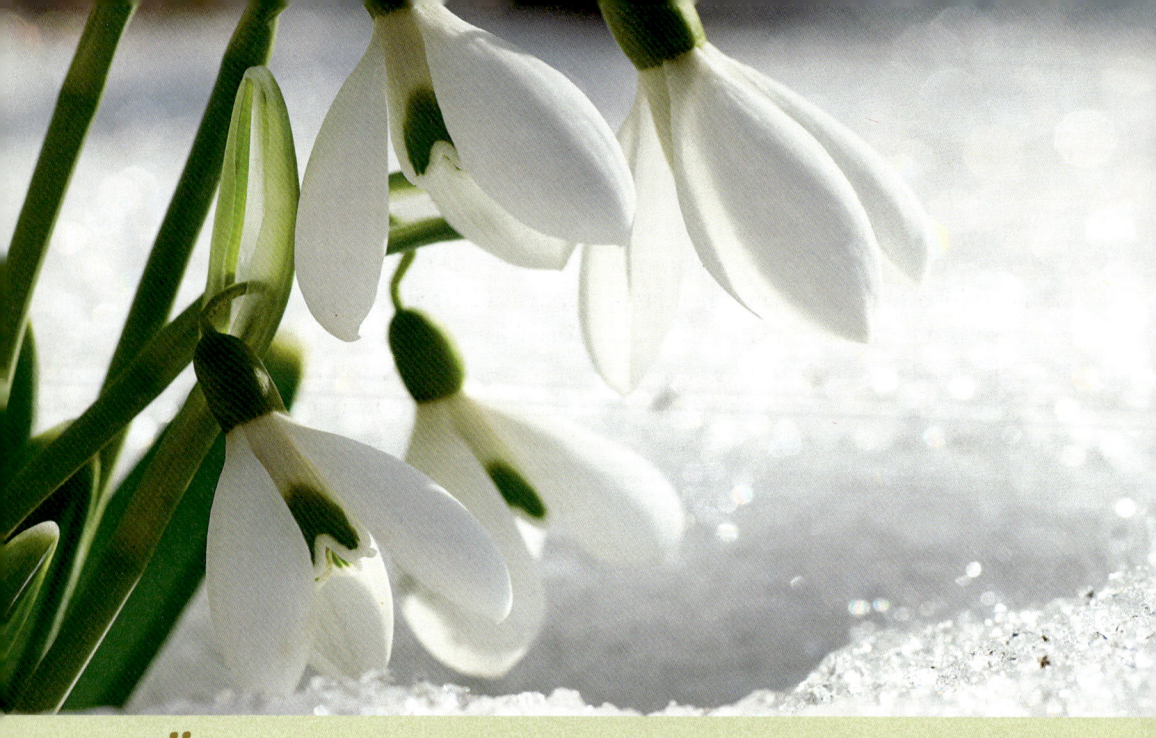

STÄNDIGER WANDEL:
KONZEPTE AUS DEM ALTEN CHINA

Im alten China sah man das ständige, harmonische Ineinanderfließen unterschiedlicher Kräfte als Voraussetzung für Gesundheit und Glück. Auch heute noch können wir aus diesem uralten Wissen schöpfen. Die Weltsicht war damals durch zwei Systeme geprägt, die sich auf die Gesellschaft, den Staat, das Zusammenleben der Menschen und auf jeden Einzelnen auswirkten. Es waren die Denkweisen von Yin und Yang, der »Zweiheit« von Himmel und Erde, von oben und unten, von Mann und Frau ... sowie die Systematik der Wandlungsphasen (fünf Elemente), die wir zum Beispiel im Aufeinanderfolgen der Jahreszeiten erfahren. Das Ziel des Wechselspiels, der ständigen Weiterentwicklung sah man im alten China darin, dass alle Aspekte harmonisch zur Geltung kamen: kein Yin ohne Yang, kein Winter ohne Sommer, keine Aktivität ohne Ruhe.

Unser Leben im dauernden Wechsel und Wandel

Gesundheit und ein langes Leben setzen aus Sicht der chinesischen Medizin voraus, dass der Mensch im Einklang mit seiner Umwelt lebt. Schwimmt er im gleichmäßigen Strom der Energien des Kosmos mit, vergeudet er seine Reserven nicht. Die alten Chinesen glaubten, dass der Mensch krank wird, wenn er gegen die natürlichen Entwicklungen der Natur und des Laufes der Welt handelt, aber auch wenn er gegen seine gesellschaftliche Rolle handelte. Dazu zählten Regeln des Miteinander, die vor allem durch den Philosophen Konfuzius aufgestellt wurden. Die klare Zuteilung der gesellschaftlichen Rollen und die Aufteilung der Rechte und Pflichten eines jeden Mitglieds der Gesellschaft vermieden Stress. Ratschläge zur entsprechenden Lebensführung sowie Behandlungen mit Akupunktur, Moxibustion und Kräuterheilkunde, die richtige Ernährung sowie astrologische Beratungen sollten darüber hinaus den Menschen im Einklang mit Gesellschaft und Natur halten.

Warum wir »die Nacht zum Tag machen« möchten

Unsere heutige überaus kommunikative westliche Gesellschaft macht es dem Einzelnen nicht leicht, sich dem steigenden Druck zu entziehen. Der Maßstab für immerwährendes »Glück«, für erstrebenswerte Ziele wird durch die Medien vorgegeben. Unglück – das gibt es zwar, aber jeder hofft, dass es ihn persönlich nicht treffen möge. Jeder wünscht sich mehr oder weniger, dass sein Leben auf der Sonnenseite verläuft.

Dabei lehrt uns nicht nur das eigene Leben, sondern auch die Natur und der Kosmos, dass es immer Schatten gibt, wenn Licht da ist, dass Tag und Nacht, Himmel und Erde, Gesundheit und Krankheit, Wachsein und Schlaf, Ruhe und Bewegung, Kälte und Wärme untrennbar verbunden sind. Yin und Yang – das sind die beiden grundlegenden Aspekte unseres Daseins. Naturgemäß streben wir zum Yang, zum Hellen und Lichten, doch die »Kehrseite der Medaille« begleitet uns immer. Ohne ein wenig Dunkelheit im Leben kann es kein Glück geben.

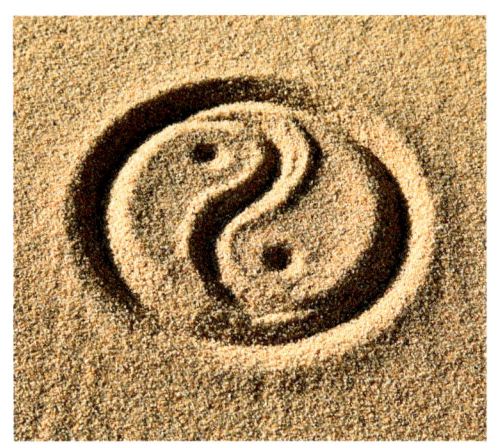

Yin und Yang: Das Zeichen symbolisiert das Ineinanderübergehen der Gegensätze.

Die Lebenskraft Qi

Veränderungen bestimmen unser Leben, von der Entstehung bis zum letzten Atemzug. Ständig stoßen wir dabei an unsere Grenzen, wir versuchen sie zu erweitern und uns weiterzuentwickeln. Wir möchten wachsen, und das nicht nur im Kindesalter: So legen wir uns mehr Muskeln und Leistungsfähigkeit durch Sport zu, wir steigern durch beständiges Üben unsere Fähigkeiten, erweitern unseren geistigen Horizont und erkennen vielleicht irgendwann, was die Welt bewegt und zusammenhält.

Die ständige Veränderung, der wir auf der Mikroebene der Moleküle und Atome ebenso ausgesetzt sind wie auf der weltumspannenden Ebene von Klimaveränderungen, wirtschaftlichem und wissenschaftlichem Wachstum, ist aus Sicht der chinesischem Philosophie mit dem Begriff der Lebenskraft Qi verbunden. Das Qi zirkuliert in uns, es ermöglicht die Funktionen von Körper, Geist und Seele.

Qi ist in der gesamten Natur, in den Jahreszeiten und in der Bewegung der Gestirne. Reibungslos, ohne Kollisionen sollte alles harmonisch zusammenspielen. Der Einklang aller Bewegungen in dieser Welt ist der Kern der alten asiatischen Weltsicht. Sich Gedanken über das Glück und das Schicksal des Menschen zu machen war in der alten chinesischen Heilkunde ein wichtiges Anliegen. Gesundheit, Ausgeglichenheit

INFO

MINGMEN, DAS LEBENSTOR

Mingmen ist zum einen der Name eines Akupunkturpunktes in der Lendenregion, es ist aber auch ein Lebensprinzip, über das jeder Mensch verfügen kann. Mingmen ist die gespeicherte Lebenskraft, der Motor des Strebens nach Zufriedenheit. Sein richtungsweisendes Feuer initiiert unseren Drang zum Handeln, um in jedem Alter unsere Bedürfnisse optimal zu befriedigen. Mingmen ist die vitalisierende, erwärmende Kraft, die wiederum die Kapazitäten aller anderen körperlichen und geistigen Fähigkeiten steuert. Ein starkes Mingmen setzt voraus, dass wir über eine stabile Basis verfügen, eine ausreichende Grundenergie, um unseren Drang nach Neuem befriedigen zu können. Fehlt dieser innere Rückhalt, kann es zwar zum gelegentlichen Strohfeuer kommen, aber nicht zur dauerhaften Liebe zum Leben und der Freude an ihm. Mehr dazu lesen Sie auf Seite 90.

und Glück gehören zusammen, auch größter materieller Erfolg kann den unermesslichen Wert von Gesundheit und Wohlbefinden nicht aufwiegen. Erfüllen wir unser natürliches Bedürfnis nach Wachstum nicht aktiv, so kann das unser Qi schwächen und uns aus dem Gleichgewicht bringen. Als »Ersatz« legen wir oft übermäßig an Gewicht zu oder häufen Dinge oder Informationen an.

Die Zyklen der fünf Wandlungsphasen

Was wir tun und was geschieht, verläuft in einem Zyklus. Ein ganz einfaches Beispiel:
- Sie wollen sich etwas Schönes oder Praktisches kaufen und überlegen, was genau und wo Sie es finden. Dies ist in der chinesischen Weltsicht die »Wurzel« des Zyklus in der Wandlungsphase Wasser.
- Voller Schwung und Vorfreude gehen Sie los – dies ist die Wandlungsphase Holz.
- Sie freuen sich, dass Sie genau das finden, was Sie sich erträumt haben (Feuer).
- Wieder zu Hause, genießen Sie den persönlichen Nutzen des Erworbenen und ordnen es zu Hause in Ihren ganz persönlichen Bereich ein (Erde).
- Überflüssiges wie Verpackungsmaterial werfen Sie weg (Metall).

Nun schließt sich der Zyklus und beginnt bereits wieder von vorn: Ihr Besitzstand ist gewachsen, und Sie machen vielleicht schon neue Einkaufspläne …

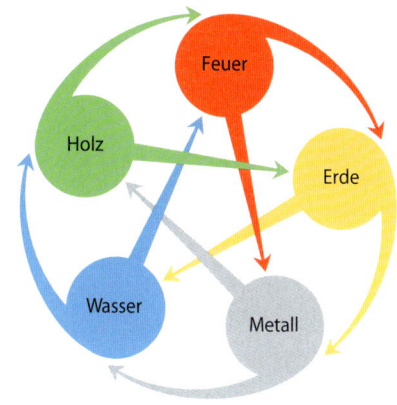

Jede Wandlungsphase ist mit den vier anderen unlöslich verbunden.

Die fünf Wandlungsphasen sind Abschnitte jedes Veränderungs- und Wachstumsprozesses (insofern ist der bei uns gebräuchliche Begriff der Elemente irreführend, denn ein Element ist unveränderbar und stabil). Jeder zeitliche Prozess verläuft in einem Aufeinanderfolgen und Ineinanderübergehen der einzelnen Abschnitte: Auf den Winter folgt allmählich der Frühling, auf die Kindheit die Jugend, auf den Morgen der Mittag und auf den Start das Ziel. Hatte ein Läufer einen guten Start, sind seine Voraussetzungen umso besser, das Ziel zu erreichen.

Gesundheit ist kein statischer Zustand

Krankheit entsteht, wenn die Harmonie nach einer Phase von Veränderungen nicht wiederhergestellt werden kann. Die schädigenden Einflüsse sind dann zu stark und zu vielfältig, der Organismus ist zu schwach. Das Ungleichgewicht besteht also weiter, und dadurch kommt es zu anhaltenden gesundheitlichen Störungen. Das ist in unserer aktivitätsbezogenen Zeit oft der Fall, wenn über Jahre hinweg die scheinbar unproduktiven Lebensaspekte von Ruhe, Reflexion, Struktur und Ritualen nicht mehr zur Geltung kommen. Dann lebt der Mensch nur noch auf der einen Seite des Zyklus der fünf Wandlungsphasen: in Holz und Feuer. Es droht das Burnout, die Reserven werden aufgebraucht, weil es einem nicht gelingt, die Früchte seines Schaffens zu ernten und »einfach nur« zufrieden zu sein.

Der Mensch ist täglich Schwankungen in seinem Wohlbefinden und seiner Gesundheit ausgesetzt, gibt es doch immer motivierende und kräftigende ebenso wie bremsende Impulse: Chaos bedarf irgendwann der Ordnung, Unruhe der Muße, Grübeln des befreienden Tuns. Wie weit die Schwankungen »ausschlagen«, hängt unter anderem von der individuellen Konstitution ab.

Jede Dynamik, jede Aktivität hat Folgen für den Menschen und seine Umgebung. So ist eine starke Holz-Persönlichkeit, für die Selbstverwirklichung und Karriere viel bedeuten, irgendwann erschöpft und braucht Ruhe und »Erdung«, außerdem das Mitgefühl und die Treue einer Erde-Persönlichkeit, damit sie nicht rücksichtslos und gegen die Interessen der Mitmenschen handelt.

Organe: energetische Zentren

Die inneren Organe (Nieren, Leber, Herz, Lunge und Milz, Magen, Dick- und Dünndarm, Blase und Gallenblase) sind die »ausführenden Instanzen« der Wandlungsphasen. Die chinesischen Medizinphilosophen fanden zusätzliche Regelsysteme, die eine sich aufschaukelnde, einseitige Entwicklung verhindern und Harmonie gewährleisten.

Die Balance der Organe – ein Beispiel

Zunehmend rückt das sogenannte Bauchgehirn, das enterische Nervensystem (ENS), in den Fokus des medizinischen Interesses. Es besitzt mehr Nervenzellen als das Rückenmark, reguliert Verdauung und Stoffwechsel, Teile des Immunsystems, sendet Botenstoffe wie Dopamin aus und harmonisiert so zusammen mit dem vegetativen Nervensystem den gesamten Organismus. Daher macht sich manch geistige oder emotionale Belastung im Bauch bemerkbar. Appetitlosigkeit, Sodbrennen, Übelkeit, Aufstoßen, Gallenkolik, Bauchkrämpfe, Reizdarm, Durchfall, Blähungen, Verstopfung: Hier übernimmt das Bauchhirn das Kommando, Medikamente helfen da nicht wirklich.

Genaue Signale

Die Organe signalisieren genau, wenn etwas aus dem Gleichgewicht geraten ist. Unsere Sprache wird hier sehr konkret: Ängste und

Verunsicherung gehen uns an die Nieren, die Laus läuft uns über die Leber. Ein Schock nimmt uns die Luft, das Herz rutscht uns vor Angst in die Hose, wir »machen uns nass« vor Freude. Im Zorn spucken wir Gift und Galle. Bei intuitiven Entscheidungen ist unser Bauchgefühl am Werk. Und dann sind da noch die Schmetterlinge im Bauch …

Die Verbindungen

Die medizinische Forschung findet immer mehr Verbindungen zwischen den Körperfunktionen. So dachte man bis vor wenigen Jahren, dass der Typ-II-Diabetes ausschließlich Folge der erschöpften Insulinproduktion in der Bauchspeicheldrüse sei, bedingt durch Alter, Ernährungsfehler und Übergewicht. Heute weiß man, dass es sich um ein komplexes Zusammenwirken von Stoffwechselprozessen, Stresshormonen und Prozessen in jeder Körperzelle im Rahmen des weitverbreiteten metabolischen Syndroms handelt. Neben den Gaben von blutzuckersenkendem Insulin braucht es ganzheitliche Maßnahmen wie Gewichtsabnahme, Stressmanagement und regelmäßige Bewegung. Nervenbahnen und Hormone ergänzen einander und wirken fein abgestimmt aufeinander ein. Das heißt auch, dass jedes einseitige, punktuelle Einwirken Folgen fürs Gesamtsystem hat. Daneben gibt es weitere Steuerungsmechanismen wie Neurotransmitter des Nervensystems, Pheromone (Duftstoffe), Enzyme im Verdauungssystem.

DAS VEGETATIVE NERVENSYSTEM

Yin und Yang spiegeln sich im vegetativen (zentralen) Nervensystem wider: Der Sympathikus (Yang) steuert die dynamischen Aspekte im Organismus, sein Gegenspieler Parasympathikus (Yin) reguliert Ruhe und Regeneration ▸ siehe Seite 20.

DIE HORMONELLE STEUERUNG

Hormone sind in winzigen Mengen im ganzen Körper entscheidende Steuerungsmittel, die das Zusammenspiel von Zellen, Organen und Geweben organisieren. Zentren sind die Nebennieren, die Hypophyse und der Hypothalamus im Gehirn (siehe Bild), die Schilddrüse mit den Nebenschilddrüsen und die Geschlechtsorgane. Ist die Wirkung eines Hormons eingeschränkt, sendet der Körper übers Nervensystem ein Signal zur Erhöhung der Produktion an die Hormon-

Über ihren »Stiel« ist die Hypophyse (blau, unten) mit dem Hypothalamus (oben) verbunden.

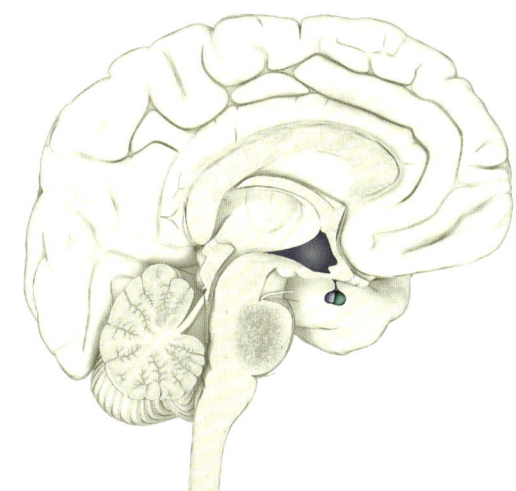

DAS VEGETATIVE NERVENSYSTEM

Im zentralen Nervensystem steuert der Sympathikus (Yang) die dynamischen Aspekte im Organismus, sein Gegenspieler Parasympathikus (Yin) reguliert Ruhe und Regeneration. Die Nerven und Ganglien (Nervenknoten) des Sympathikus (rot) und Parasympathikus (blau) treten vom Kopf bis zum Steißbein aus dem Rückenmark aus.

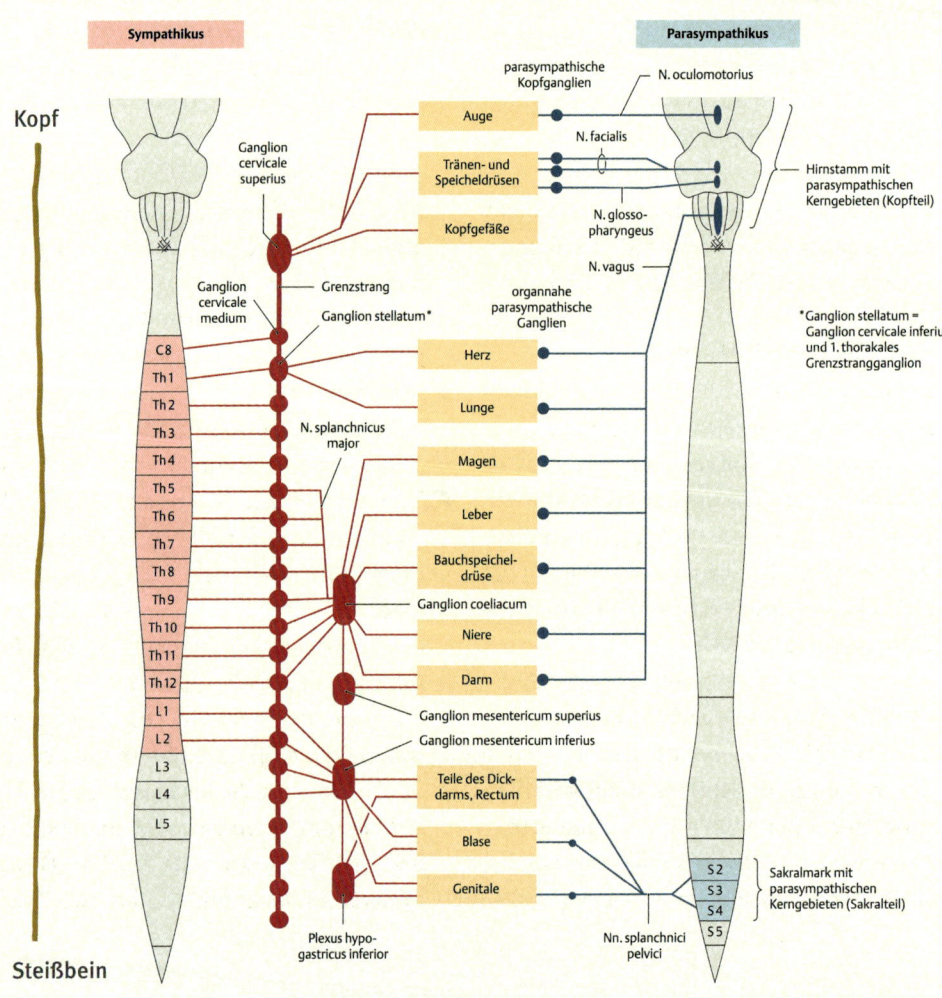

drüse. Das Signal wird so lange gegeben, bis der Mangel ausgeglichen ist. Vor diesem Hintergrund wird auch verständlich, dass einseitige Eingriffe ins Hormonsystem wie durch die »Antibabypille« das Gleichgewicht durcheinanderbringen: Es dauert bei Frauen nach Absetzen des Präparats oft längere Zeit, bis die körpereigene Hormonproduktion wieder in Gang kommt.

Interessant ist, dass die Akupunktur wichtige Punkte neben der Wirbelsäule kennt, über welche die Organfunktionen beeinflusst werden können. Schon vor über 2000 Jahren waren diese Zusammenhänge in China bekannt, seit rund hundert Jahren nutzt man sie auch in der westlichen Heilkunde im Rahmen der Reflexzonentherapie.

Energiegewinnung …

Brust und Bauch sind aus Sicht der chinesischen Medizin die Zentren unserer Energiegewinnung. In »dünner« Höhenluft etwa oder beim Tauchen wird uns bewusst, welch kostbares Gut unsere Luft zum Atmen ist! Auch dass der Bauch »ein Wörtchen mitzureden hat«, spüren wir im Alltag: Nach einer Schweinshaxe mit Klößen fühlen wir uns gelähmt, nach einer leichten Mahlzeit mit Gemüse und Reis gestärkt. Dramatische Völle reduziert ebenso wie nagender Hunger unseren Blick für Schönes, wichtig ist für unseren Körper dann nur die elementare Not und der Überlebenswille. Brust und Bauch bilden ein effektives Kraftwerk, das

sogar aus der schlechtesten Luft und der minderwertigsten Nahrung noch etwas Lebenskraft, Qi, herausholen kann. Ob Fastfood, Pulvernahrung, einseitige Kost mit viel Fleisch und Fett, streng vegane Ernährung – unser Körper holt sich in der Regel, was er braucht. Jede Einseitigkeit fordert aber irgendwann ihren Tribut. Bis dahin versucht der Organismus, eigenständig zur Balance des Energiehaushaltes zu gelangen: Defizite gleicht er durch optimierte Verarbeitung aus, Überflüssiges scheidet er aus.

… und Energieverteilung

Sauerstoff, Nährstoffe und Wasser werden über den Blutkreislauf und das Lymphsystem im Körper verteilt. Die alten chinesischen Ärzte kannten den Blutkreislauf und das Lymphsystem noch nicht. Sie entdeckten jedoch ein sehr komplexes System von Energiebahnen, den Qi-Leitbahnen (Meridiane, ▶ **siehe Seite 34**). Es umfasst neben den zwölf Hauptleitbahnen weitere, auch kleinste Verzweigungen an der Körperoberfläche und tief im Inneren zwischen den Organen. Über dieses Netzwerk wird jeder Millimeter des Körpers mit Qi versorgt: mit Blut, Flüssigkeiten, Nervenimpulsen und Bewegungsenergie in den Muskeln. Die Meridiane verlaufen vom Kopf zu den Extremitäten, von der Hautoberfläche ins Innere. Pausenlos zirkuliert in ihnen das Qi. Sein Versiegen bedeutet Blockaden oder Ausfälle, Disharmonie, Krankheit und letztlich den Tod.

Gesundheit verstehen

Je mehr die moderne Wissenschaft das komplexe System unseres Organismus im Detail erforschen will, desto unübersichtlicher wird das innere Geschehen und desto mehr einander teils widersprechende Ratschläge zur gesunden Lebensführung gibt es. Doch ist jeder von uns der wirkliche »Spezialist« für sich selbst und sein Wohlbefinden! Denn wir wissen meist, wenn auch oft unterbewusst, was uns krank macht und wo es hakt. Alles ist miteinander verbunden. Meist lässt sich bei Krankheitssymptomen nicht nur eine einzige Ursache finden – das haben Sie sicherlich schon erlebt, wenn Sie zum Beispiel Kopfschmerzen hatten: Woher kommen diese, wenn es keine konkrete Ursache

wie etwa eine durchzechte Nacht gibt? Verspannungen? Stress? Föhnwetter? Verdauungsprobleme? Ärger mit dem Partner oder im Beruf? Nicht immer führt die Ursachenforschung zu einem Ergebnis.

Unser Organismus versucht ständig, die Balance mithilfe von Hormonen, Botenstoffen und Informationen über das Nervensystem aufrechtzuerhalten beziehungsweise wiederherzustellen. Leichte Schwankungen, die sich etwa in der »Tagesform« ausdrücken, sind also ganz normal – erst ein dauerhaftes Ungleichgewicht bedeutet Krankheit.

Die chinesische Medizin erfasst diesen ständigen Wandel im Konzept der 5 Elemente. Es ist als ein wirklich universales System zu betrachten. Wir finden seine Entsprechungen überall, in der Natur wie in uns selbst.

DIE ZUORDNUNGEN DER ORGANBEREICHE

	HOLZ	FEUER	ERDE	METALL	WASSER
Organ	Leber	Herz	Milz	Lunge	Niere
Hohlorgan	Gallenblase	Dünndarm	Magen	Dickdarm	Blase
Gefühl	Ärger	Freude	Grübeln	Trauer	Angst
Jahreszeit	Frühling	Sommer	Spätsommer	Herbst	Winter
Hauptzeit der Organaktivität	1–3 Uhr (Leber), 23–1 Uhr (Galle)	11–13 Uhr (Herz), 13–15 Uhr (Dünndarm)	9–11 Uhr (Milz), 7–9 Uhr (Magen)	3–5 Uhr (Lunge), 5–7 Uhr (Dickdarm)	17–19 Uhr (Niere), 15–17 Uhr (Blase)

Ein Element (Wandlungsphase) stützt das nächste und bremst das übernächste. So bleibt der Zyklus im Gleichgewicht.

Das Konzept der 5 Elemente bezieht organische wie seelisch-geistige Funktionen und Probleme mit ein – eine durch und durch ganzheitliche Sichtweise. Oben und unten, innen und außen, Vergangenheit und Gegenwart: Alles ist miteinander verbunden, keine Funktion ist für sich allein wirksam. Ein solches dynamisches Denkmodell macht es uns leichter, die scheinbar unübersichtlichen und hochkomplexen Geschehnisse in unserem Körper zu begreifen, und verhilft ihm letztlich dazu, sein Gleichgewicht, die Gesundheit, wiederzufinden und zu erhalten.

Im Folgenden finden Sie zwei Beispiele für das Zusammenspiel der inneren Organe.

HERZ UND NIEREN, FEUER UND WASSER

Wenn wir jemanden auf Herz und Nieren prüfen, versuchen wir herauszufinden, wie authentisch er ist. Wenn Herz und Nieren übereinstimmen und unserer Prüfung standhalten, ist unser Gegenüber tatsächlich derjenige, für den er sich ausgibt. Das Herz repräsentiert aus chinesischer Sicht unser Auftreten, unsere Sprache und Ausstrahlung. Die Niere steht für unser Fundament, die Grundlage unserer Persönlichkeit. Wenn wir uns jahrelang verstellen, kommt es zu Problemen im Zusammenspiel der Grundelemente Wasser und Feuer. Wasser kühlt

das Feuer und macht es nutzbar, kann es aber auch löschen. Feuer schmilzt das gefrorene Wasser, macht es verfügbar, kann es aber auch zum Verdampfen bringen.

Auf der organischen Ebene garantiert das Herz die Durchblutung und somit die Ausscheidungsarbeit der Nieren. Diese wiederum steuern Herz und Kreislauf, vor allem über die Hormone der Nebennieren. Besonders fein austariert ist die Blutdrucksteuerung, auch unter Mitwirkung der Nieren:

- Druckrezeptoren in Blutgefäßen und Herz geben Signale ans Gehirn und bewirken die Anpassung von Kreislauffunktionen.
- Chemorezeptoren in Nerven, Blutgefäßen und Gehirn reagieren auf Sauerstoffmangel oder Kohlendioxidüberschuss im Blut und steuern so Atmung und Säure-Basen-Haushalt zusammen mit der Niere.
- Die Hormone Adrenalin, Noradrenalin, Renin aus Niere beziehungsweise Nebenniere steuern über das Nervensystem und den Salzgehalt des Blutes den Blutdruck.
- Von der Lunge aus greift das Hormon Angiotensin ein und reguliert den Blutdruck über den Wasserhaushalt.
- Über die Steuerzentrale Hypophyse wirken auf Herz und Kreislauf die Hormone ADH (Antidiuretisches Hormon) und Vasopressin, indem sie Blutgefäßspannung und Wasserausscheidung steuern.
- Das in den »Herzohren« gebildete Atriopeptin wirkt über Drucksensoren in den Herzvorhöfen auf die Nieren.

An verschiedenen Stellen setzen so Hormon- und Nervenimpulse an und sorgen dafür, dass unser Kreislauf- und Wassersystem im Gleichgewicht sind. Das komplexe Geschehen zeigt, dass Herz-Kreislauf-Probleme ein Zeichen für Disharmonie im gesamten Organismus sind. Bluthochdruck, Herzschwäche und Herzinfarkt sowie Nierenschwäche sind Folgen jahrzehntelanger Verausgabung: wenn der Mensch versucht hat, mehr Kraft aus sich herauszuholen, als der »Akku Niere« hergibt. Irgendwann sind die Reserven erschöpft, es verbleibt ein glimmender Rest an Vitalität, der noch einige Male aufflammt, aber keinen Nachschub an Brennstoff mehr bekommt.

Auf der seelischen Ebene zeigt sich eine Dysbalance zwischen Herz und Nieren in unerklärlichen Angstgefühlen bis hin zu Panikattacken. Das Herz beginnt zu rasen oder zu stolpern, Schwindel und Gleichgewichtsstörungen führen zusätzlich eine allgemeine existenzielle Verunsicherung herbei.

LEBER UND LUNGE, HOLZ UND METALL

Die Lunge ist dem Element Metall zugeordnet und versorgt uns mit der Lebenskraft Qi. Wenn Sie das Gefühl haben, voller Kraft und Vitalität durchs Leben zu gehen, so bekommen Sie offenbar dank einer guten Lungenfunktion genügend Qi. Die Leber hingegen (Holz) ist aus Sicht der TCM der »General«, der dafür sorgt, dass Sie Ihre Lebenskraft gezielt einsetzen. Eine Fehlfunktion der Leber zeigt sich oft in nicht zielgerichteter Verausgabung. In unserer Praxis erleben wir dies häufig, vor allem eine unserem Zeitgeist entsprechende und von ihm geforderte Überaktivität und ein grenzenloses Engagement für alles. Ruhe, Struktur und gelegentlicher Rückzug dienen dann nur dazu, die Effektivität wiederherzustellen. Gesundheit und die Harmonie kommen zu kurz – zugunsten kurzfristiger Erfolgserlebnisse. Es wird stattdessen gleich das nächste Projekt angepackt. Eine solche dauernde Anspannung führt neben Herz-Kreislauf-Problemen auch zu folgenden Störungen:

- Die Säureproduktion in Magen und Darm ist erhöht, was eine Schädigung der Schleimhäute zur Folge hat.
- Die Muskulatur verkrampft sich und wird schlechter mit Blut und Sauerstoff versorgt. Dies gilt ebenso für die Muskulatur im Herzen wie für die Skelettmuskulatur.
- Das gesamte Gewebe wird schlecht durchblutet und damit geschädigt, weil es zu wenig Sauerstoff bekommt.
- Abfallprodukte des Stoffwechsels können nicht abtransportiert werden und bilden im Körper schädliche Ansammlungen von »Schlacken« und Giftstoffen.

Die Seele und unsere Lebensweise spielen auch eine wichtige Rolle bei Lungenbeschwerden wie Asthma oder chronischem Reizhusten. Neben äußeren Ursachen wie Infektionen oder Gifteinwirkung (Rauch, Umweltbelastung) kann durch seelischen

Druck die Bronchialmuskulatur verkrampfen, was uns die Luft nimmt. Bei Asthma ist die Ausatmung meist blockiert – im übertragenen Sinne ein Problem des Loslassens. Zwischen Struktur (Metall) und kreativem Chaos (Holz) kann sich der schöpferische Geist des Menschen entfalten. Ein Zuviel an Struktur blockiert die Kreativität und Persönlichkeitsentwicklung, nimmt die Lebensperspektive und führt zur Erstarrung. Fehlt hingegen diese »Metall-Qualität«, so verausgabt sich das Holz, also die Leber, in unkontrolliertem, ruhelosem Tatendrang.

Es kommt zum Burnout, jener depressiven, lähmenden Erstarrung der Lebensgeister.

INFO

RENIN UND ANGIOTENSIN

Auch die moderne Forschung sieht einen unmittelbaren Zusammenhang zwischen den Funktionen von Leber und Lunge, aber auch gleichzeitig von Herz und Nieren: Bei verminderter Durchblutung der Nieren durch Stress und Anspannung kommt es zu einer erhöhten Freisetzung des Hormons Renin. Dieses wiederum bildet mithilfe der Leber das Hormon Angiotensin I, welches in der Lunge zum blutdrucksteigernden Hormon Angiotensin II umgewandelt wird.

Burnout: Leben in Unordnung

Ausgebrannt: Jahrzehntelang schöpfen viele Menschen aus dem Vollen, sind Feuer und Flamme für Beruf und Familie. Doch irgendwann »brennt« nichts mehr: Engagement und Unternehmungsgeist sind nahezu erloschen. Der bisher vernachlässigte Körper sendet vehement Signale in Form von Beschwerden und Nachlassen der Kräfte, und die »liebe Seele« zieht sich mehr und mehr zurück. In der chinesischen Medizin wird das Burnout-Syndrom als Störung von Herz und Leber und letztlich als eine Erschöpfung der Nierenenergie betrachtet. Es beginnt mit leichten, aber immer wiederkehrenden und das Allgemeinbefinden erheblich störenden »Zipperlein« wie diesen:

- Verstopfung, Durchfall, Blähungen, Magenschmerzen, Sodbrennen, Brechreiz.
- Plötzlich einsetzende Atembeschwerden wie Luftnot oder Allergien.
- Bluthochdruck, Herzrasen, Herzstolpern oder unangenehm starkes Herzklopfen.
- Verspannungen, Rückenschmerzen, Kopfschmerzen, Migräne.
- Ein- und Durchschlafstörungen, der Schlaf ist nicht mehr erholsam.
- Essstörungen wie Appetitlosigkeit oder aber »Esssucht«.
- Hörsturz, Tinnitus, oft verbunden mit Schwindelgefühlen.
- Gerötete, gereizte oder trockene Augen, erhöhte Wind- oder Lichtempfindlichkeit.

Diese vielfältigen Probleme werden in der Traditionellen Chinesischen Medizin vor allem der Leber zugeordnet. Ihre Aufgabe ist es, für den freien Fluss der Lebensenergie Qi zu sorgen und damit für einen gesunden Wechsel von Anspannung und Entspannung. Wenn dieses Gleichgewicht auf Dauer nicht hergestellt werden kann, kommt es zur Verausgabung der Reserven, aus Sicht der TCM zu einer Erschöpfung der Nierenenergie. Die zwischenmenschlichen Probleme, die im Burnout-Prozess auftauchen, betreffen sehr häufig das Herz.

Aktiv gegensteuern

Schon bei den ersten Signalen eines Burnouts kann der Mensch viel selbst tun, um die Energien ins Gleichgewicht zu bringen:

- Regulierung der Lebensweise: Pausen einplanen, bildschirmfreie Zeiten einlegen, die Zeit der Erreichbarkeit begrenzen.
- Bewegung: Ausdauersport – aber nicht leistungs- und zielorientiert. Schon 3-mal pro Woche 30 Minuten Spazierengehen, Walken, Joggen, Radfahren, Rudern oder Ähnliches haben eine sehr positive, ausgleichende Wirkung für Körper und Seele.
- Gute Ernährung: regelmäßige warme Mahlzeiten mit leichter Kost (leichte Abendmahlzeiten!), schonend gegartes Gemüse, mäßig Fleisch und andere tierische Produkte, wenig Scharfes, Gegrilltes, Alkohol, Fertigprodukte und Fastfood, wenig Reizstoffe wie Kaffee und Zucker.

- Gezielter Stressabbau: Bei akuten Bedrohungen werden Stresshormone aus den Nebennieren ausgeschüttet, das stellte früher die Energie für Kampf oder Flucht zur Verfügung. Heute »pushen« die Hormone uns hoch, weil wir Ärger oder Angst am Schreibtisch nicht abbauen können. Hilfreich sind Entspannungsmethoden wie autogenes Training und der Abbau der Stresshormone durch Ausdauertraining, Tanzen, Kampfsport, Gartenarbeit …

Symptome von Stress und Burnout können auch von der modernen Medizin zumindest teilweise gelindert werden. Sie kann jedoch nicht das ganze aus dem Gleichgewicht geratene System wieder in Ordnung und somit zu Gleichgewicht und Gesundheit bringen.

MEIN PERSÖNLICHER TIPP

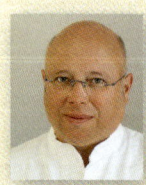

DRUCK ERZEUGT GEGENDRUCK

Beobachten Sie einmal, wo und wie Ihr Körper reagiert, wenn Sie unter Druck stehen: mit Räuspern, Husten, Kopfschmerzen oder Magengrummeln? Widmen Sie dem entsprechenden Bereich mehr Aufmerksamkeit (siehe Beschwerden bei den einzelnen Organbereichen ab Seite 43).

Wie die TCM bei Burnout hilft

Der große Vorteil der Traditionellen Chinesischen Medizin gegenüber der modernen westlichen Medizin ist die ganzheitliche Herangehensweise. Eine Trennung von Körper, Geist und Seele nimmt diese Heilkunde nicht vor. Die seelischen Probleme und die Unzufriedenheit mit der momentanen Lebenssituation, die möglicherweise dem ständigen Getriebensein, der Hetze und den daraus folgenden körperlichen Beschwerden zugrunde liegen, werden in den Behandlungsplan und -ablauf miteinbezogen. Anders als bei einer – häufig begleitend sinnvollen – Gesprächs- oder Verhaltenstherapie erfolgt die Behandlung beziehungsweise die Selbstbehandlung nach den Prinzipien der Traditionellen Chinesischen Medizin jedoch vor allem über den Körper. Denn dieser ist der klare Spiegel unserer seelisch-geistigen Probleme. Über ihn können diese auch tatsächlich behoben werden. Die körperorientierten Methoden der TCM haben sich in der Behandlung aller drei im Folgenden beschriebenen Phasen des Burnouts ausgesprochen gut bewährt.

INDIVIDUELLER BEHANDLUNGSPLAN

Je nach Phase von Stress und Burnout sind verschiedene Herangehensweisen sinnvoll:

- Phase 1, Überaktivität bis zu emotionaler Erschöpfung: Hier sind Ruhepausen und ausreichender Schlaf in einer ruhigen Umgebung sehr wichtig. An zweiter Stelle steht die manuelle Therapie: Massage, chinesische Tuina-Behandlung bis hin zur Osteopathie. Der Fluss der Lebensenergie Qi wird auf diese Weise harmonisiert. Nicht wenige Patienten schlafen während der Behandlung ganz erleichtert ein! Auch können die muskulären Blockaden mit der Schröpftherapie, auch Schröpfmassage genannt, aufgelöst werden.
- Phase 2, Angst, Rückzugstendenzen und seelische Anspannung: Die psychischen Aspekte nehmen in dieser Phase zu. Entspannungsmethoden und Gespräche helfen dabei, das innere Gleichgewicht wiederherzustellen. Aus Sicht der TCM braucht das Herz jetzt besondere Unterstützung. In diesem Sinne ist nicht nur professionelle Hilfe notwendig, sondern auch Familie und Freunde sollten für den Betroffenen da sein und die Rückzugsbestrebungen nicht persönlich nehmen! Die Herzens-Energie, das Feuer im Menschen, wird gespeist durch den Kontakt mit den liebsten Mitmenschen.
- Phase 3, verminderte Leistungsfähigkeit und zunehmender Rückzug: In einer solchen Lebenslage ist es wichtig, die jahrelang ausgebeuteten Energiereserven aufzufüllen, vor allem durch die wichtige Energiequelle gesunde Ernährung, aber auch durch hochwertigen geistigen und seelischen »Input«, etwa durch gute Gespräche, schöne Musik und die Pflege der persönlichen Interessen.

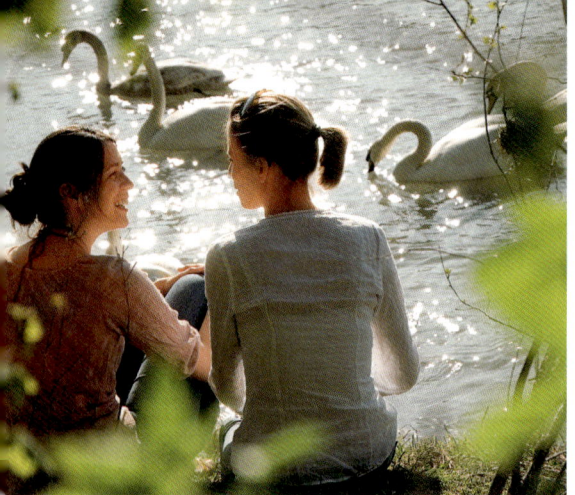

Die Seele baumeln lassen, sich mit Freunden austauschen: So finden Sie zu sich zurück.

Burn-in: die Richtung ändern

Es hat meist Jahre und Jahrzehnte gebraucht, bis ein Mensch in die energetische Situation des Burnout gekommen ist. Deshalb ist es das Wichtigste, sich selbst genug Zeit für den »Rückweg« zuzugestehen, um wieder ins Gleichgewicht zu kommen. Diese Zeit sollte genutzt werden, um sich die folgenden Fragen zu beantworten:

- Welche antrainierten Gewohnheiten dämpfen meine Lebenskraft und Lebensfreude und wie kann ich sie loslassen und mir neue, gute Gewohnheiten zulegen?
- Was ist wichtig in meinem Leben?
- Wer und was gibt mir am meisten Energie, wer und was raubt sie mir?
- Wie kann ich dem Genuss, dem Schönen und der Freude in meinem Leben wieder mehr Raum geben?
- Für wen bin ich wirklich wichtig?

Metabolisches Syndrom

Das metabolische Syndrom ist eine typische, sehr komplexe Krankheitsmischung der modernen Welt. Durch Stress, Bewegungsmangel und zu reichliche, ungesunde Ernährung kommt es zu den folgenden Stoffwechsel- und Herz-Kreislauf-Erkrankungen, auch »tödliches Quartett« genannt:

- Diabetes(neigung), Insulinresistenz
- Bluthochdruck
- abdominelle (bauchbetonte) Fettleibigkeit
- erhöhte Blutfettwerte

Das metabolische Syndrom ist eine Folge von Dauerstress: Eine Lebensweise am Rande des Burnouts, unter ständigem Druck von außen und innen hat zur Folge, dass die Stresshormone, vor allem Cortisol, übermäßig ausgeschüttet werden. Nur das »egoistische Gehirn« fordert und erhält die benötigte Menge an Nährstoffen und wird maximal durchblutet. Der Rest des Körpers wird hingegen zunehmend schlechter versorgt.

Aus dem Dauerstress resultiert das Bedürfnis, mehr zu essen: Der Körper braucht Vitalstoffe, die aber im oft ungesunden Essen nicht in ausreichender Menge enthalten sind, deshalb fordert er verzweifelt immer mehr. Auch beruhigt Essen die Nerven und tröstet bei all den Frustrationen des Alltags. In der Folge wird vor allem im Bauchbereich Fett angelagert (viszerales Fett). Es ist nicht lediglich eine »stille Reserve für Notzeiten«, sondern verhält sich sehr stoffwechselaktiv, indem es beispielsweise die Insulinwirkung blockiert. Die Neigung zum Diabetes – er wurde früher einer Erschöpfung der Insulinproduktion in der Bauchspeicheldrüse zugeschrieben – ist eine Folge dieses Körperfettes und der Dauer-Cortisolbelastung: Der Körper wird resistent gegen das Insulin und kann nicht mehr den lebensnotwendigen Blutzucker in die Zellen schleusen. Der Zucker bleibt im Blut und kann so die schlecht versorgten Zellen im gesamten Körper und die Nieren schädigen.

Das Bauchfett wird neben dem metabolischen Syndrom noch mit vielen weiteren Erkrankungen in Verbindung gebracht: Schlaganfall, Alzheimer, erhöhte Thromboseneigung und Krebs. Außerdem setzen sich Giftstoffe in den Fettschichten fest, weswegen bei einer gezielten Gewichtsabnahme entgiftende Maßnahmen sehr wichtig sind.

Dysbalance der Elemente

Aus der Sicht der chinesischen Medizin haben wir es bei dem komplexen metabolischen Syndrom mit Störungen von drei Elementen und den ihnen zugeordneten Organen zu tun sowie mit einem Ungleichgewicht in ihrem Zusammenspiel. So bedingen Beeinträchtigungen der folgenden Elemente/Organe die folgenden Beschwerden und Belastungen:

- Wasser/Niere: erhöhte Ausschüttung von Stresshormonen, Erschöpfung der energetischen Reserven.
- Holz/Leber: dauerhafte Anspannung bei gleichzeitig fehlender körperlicher Bewegung, Bluthochdruck.
- Erde/Milz: gestörtes Essverhalten, Fettleibigkeit, gestörter Stoffwechsel.
- Empfehlenswert sind hier vor allem mehr Bewegung und gute, neue Essgewohnheiten. Dabei ist vor allem auf Folgendes zu achten. Die richtige Ernährung …
- ist leicht verdaulich,
- schmeckt Ihnen gut,
- macht Sie satt,
- braucht viel Zeit und Ruhe.

Der richtige Sport …
- gibt Ihnen ein wohliges Körpergefühl.
- ist nicht leistungs-, sondern spaßorientiert.

INFO

CORTISOL: NICHT NUR »BÖSE«

Das Stresshormon Cortisol hat bei einer ausgewogenen Lebensweise viele positive Wirkungen im Körper. Es …
- fördert den ganzen Stoffwechsel,
- baut den Brennstoff Glukose aus Eiweiß und Fetten auf,
- wirkt entzündungshemmend und antiallergisch,
- dichtet die Gefäßwände ab,
- bereitet in den frühen Morgenstunden den Körper auf den Tag vor, macht ihn leistungsfähig.

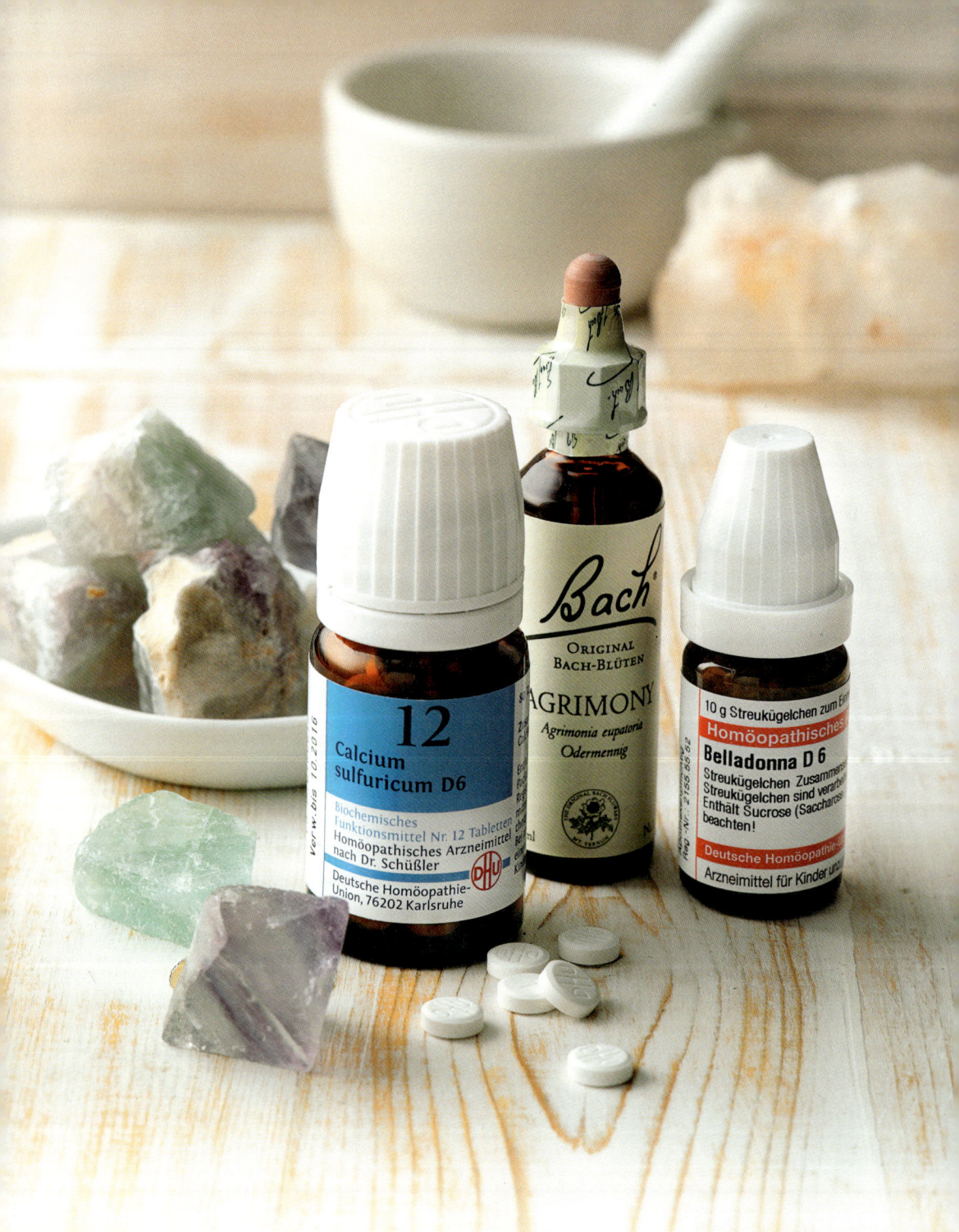

DIE BESTEN HILFSMITTEL

DEN EINKLANG MIT SICH SELBST WIEDERHERSTELLEN:
IN DIESEM KAPITEL EIGNEN SIE SICH DAS HANDWERKSZEUG
AN, UM IHRE ORGANE WIRKUNGSVOLL ZU UNTERSTÜTZEN
UND SO ZU MEHR HARMONIE UND GESUNDHEIT ZU FINDEN.

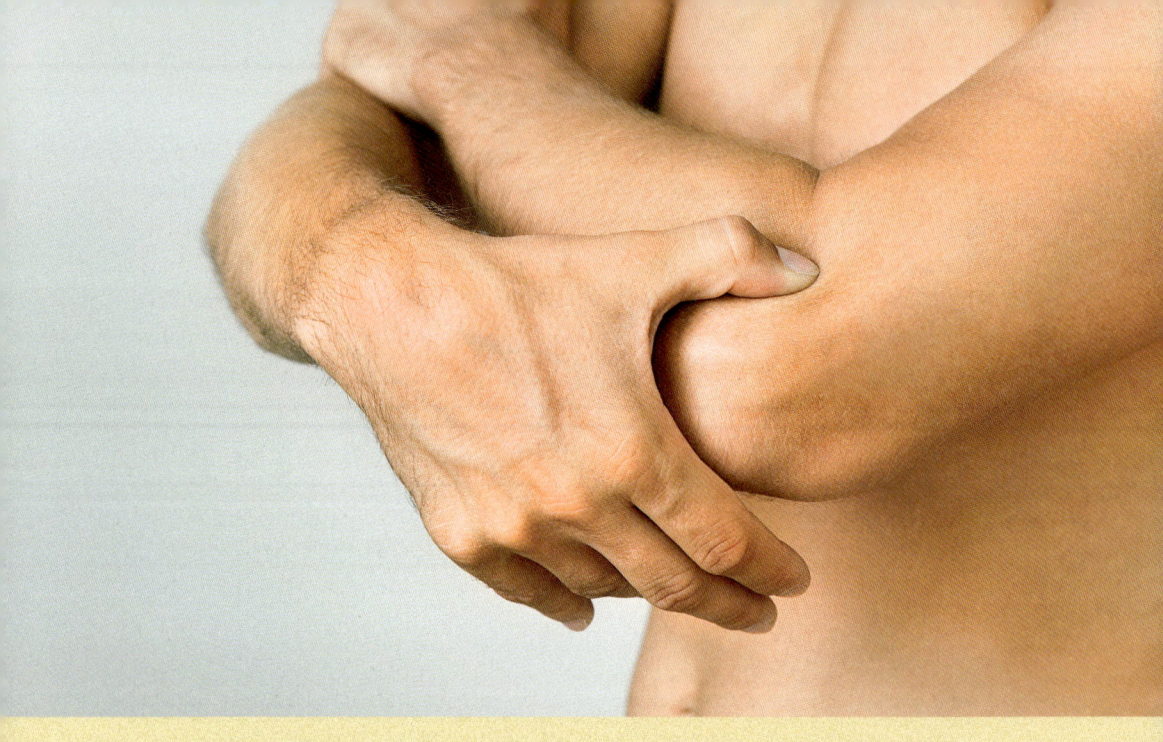

AKUPRESSUR: DAS QI ANREGEN

Unsere Lebensenergie Qi produziert unser Organismus mithilfe unserer Bauchorgane, über die Lunge nehmen wir den lebensnotwendigen Sauerstoff auf. Nun ist es wichtig, dass jeder Millimeter, jede Zelle unseres Organismus kontinuierlich und rund um die Uhr mit Qi versorgt wird. Ist ein Bereich nur unzureichend versorgt, kann sich dort eine schmerzhafte Blockade bis hin zu einer ernsten Erkrankung entwickeln.

Das Verteilungsnetzwerk für Qi ist das System der Energieleitbahnen, auch Meridiansystem genannt: Durch große und kleine »Straßen«, Hauptverkehrsadern und fein verzweigte Nebenstraßen, fließt Qi durch den menschlichen Körper. Kann es ihn ohne Stockungen durchströmen, sind wir fit, ausgeglichen und gesund. Dabei versorgt das Qi auf den kleinsten Pfaden zum Beispiel die Hautregionen, auf den großen »Energieautobahnen« unter anderem die Sinnesorgane. Auf seinem Weg durch den Körper hat es auch immer wieder Kontakt mit den Produktionsstätten, den inneren Organen, die in der chinesischen Medizin »Zang-Fu« genannt werden.

Auf den zwölf Hauptleitbahnen, den sogenannten Meridianen, liegen bestimmte Punkte (die Akupunktur- oder Akupressurpunkte), über deren Behandlung das Qi auf seinem Weg gelenkt werden kann (siehe auch Abbildung Seite 34). So können wir unsere inneren Organe bei Störungen gezielt positiv beeinflussen. Die Akupressur unterstützt wirksam den Fluss unserer Lebensenergie und ist ganz einfach anzuwenden.

Die Energiezirkulation beeinflussen

Die Kontinuität des Energieflusses im Körper muss tagaus, tagein und rund um die Uhr, in jeder einzelnen Minute, gewährleistet sein. Dabei werden innerhalb von je 24 Stunden die einzelnen Teile des »Transportsystems« sowie die Produktions- und Verteilungsstätten unserer Lebensenergie unterschiedlich stark von Qi durchströmt (siehe auch unser Ratgeber »Die Organuhr«, Buchtipp Seite 138). Das Leitbahnsystem der Meridiane verknüpft dabei das Innen (die Organe, das Körperinnere) und Außen (die Haut, Umwelteinflüsse), das Oben und das Unten im menschlichen Organismus miteinander.

So kommt das Qi wieder in Fluss

Blockaden und Krankheiten entstehen dann, wenn über längere Zeit die Lebensenergie Qi nicht mehr frei fließen kann. Mit der Akupressur (sowie den weiteren Hilfsmitteln ab Seite 36), die wir Ihnen auf den folgenden Seiten vorstellen, können Sie Ihre Lebensenergie wieder zum Fließen bringen. Der Fachmann kann den Energiehaushalt eines Menschen über die Beeinflussung der Punkte wieder in Harmonie bringen, indem er je nach Beschwerde mehrere Punkte mit feinen Akupunktur-Nadeln behandelt. Auch steht ihm die Moxibustion zur Verfügung (die schmerzlose Erwärmung der Akupunkturpunkte mithilfe von Kräuter-»Zigarren« aus getrocknetem Beifuß-Kraut).

Auch wenn aus Sicht der westlichen Medizin die Existenz von Meridianen und damit die Wirksamkeit der Akupunktbehandlung nur bedingt nachgewiesen ist, haben die praktischen Erfolge dazu geführt, dass viele Krankenkassen die Leistungen bezahlen.

SANFTER FINGERDRUCK: IDEAL FÜR DIE SELBSTBEHANDLUNG

Zur Selbstbehandlung eignet sich die noch ältere, sehr wirkungsvolle Akupressur (auch Akupunktmassage genannt), bei der die entsprechenden Punkte einfach mit dem Finger behandelt werden. Wichtig ist hierfür, die Punkte richtig zu ermitteln und die jeweils passende Technik anzuwenden. Auf den folgenden beiden Seiten sehen Sie, wie's geht.

DAS MERIDIANSYSTEM

Auf der Grenzfläche Haut liegen 365 wichtige Schalt- und Knotenpunkte, die Akupunkturpunkte, größtenteils auf den zwölf Hauptleitbahnen (Meridianen). Über sie können wir das Qi lenken und die Organe gezielt beeinflussen.

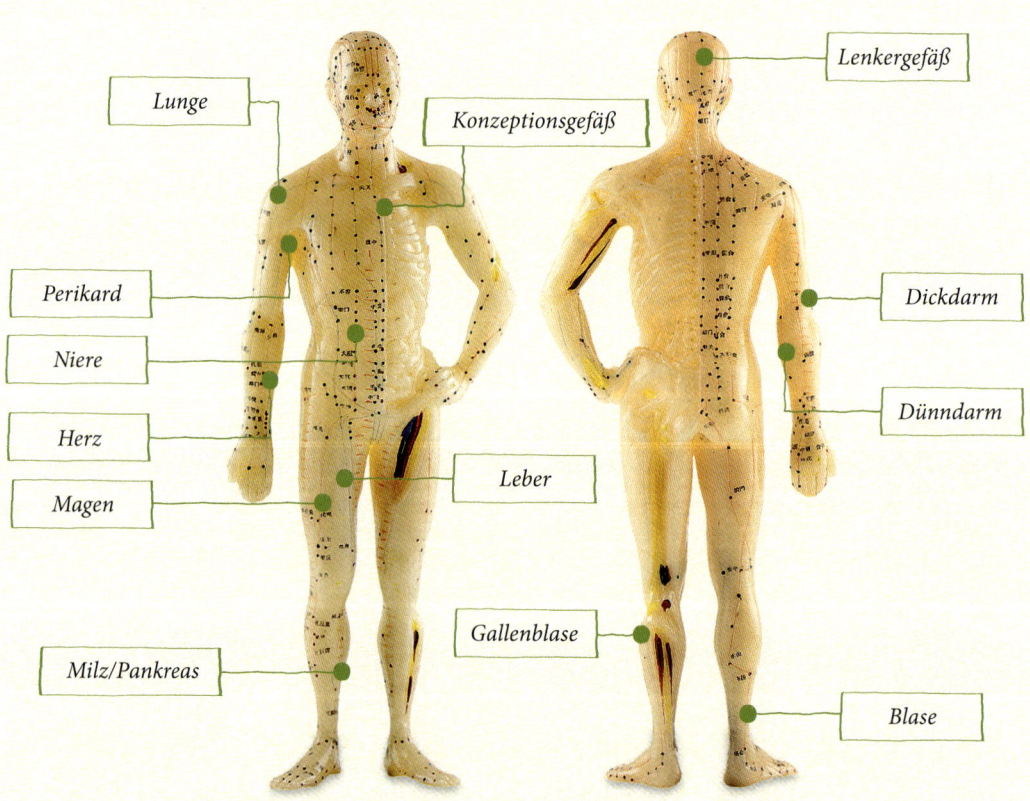

Lunge

Lenkergefäß

Konzeptionsgefäß

Perikard

Dickdarm

Niere

Dünndarm

Herz

Magen

Leber

Milz/Pankreas

Gallenblase

Blase

Beruhigen und anregen: Akupressurgriffe

Hier zeigen wir Ihnen zwei wirkungsvolle Griffe, mit denen Sie einen Meridian beruhigen oder anregen können. Die im Praxisteil ab Seite 43 jeweils gezeigten Punkte massieren Sie in der entsprechenden Zeitspanne 2- bis 3-mal jeweils etwa 5 Minuten lang kreisend und mit sanftem Druck. Die Akupressur kann sehr gut auch zwischendurch, etwa im Büro oder im Bus, durchgeführt werden. Sie sollten der Behandlung aber für die kurze Dauer Ihre volle Aufmerksamkeit schenken und der Wirkung anschließend noch etwas nachspüren. Sie können die Wirkung der Akupressurbehandlung verstärken, indem Sie für die Massage einen Tropfen der jeweils passenden

Bachblüte ▶ siehe Seite 40, eines ätherischen Heilpflanzenöls ▶ siehe Seite 41 oder einer Aura-Soma-Essenz ▶ siehe Seite 38 auf den Akupunkturpunkt geben.

BERUHIGENDER (SEDIERENDER) GRIFF

❶ Sie können einen Akupunkturpunkt und somit den zugehörigen Organbereich beruhigen, wenn Sie den Punkt mit Daumen oder Zeigefinger in einer kreisenden Bewegung gegen den Uhrzeigersinn und von innen nach außen massieren.

ANREGENDER (TONISIERENDER) GRIFF

❷ Wenn Sie den Meridian beziehungsweise den Organbereich anregen (tonisieren) möchten, massieren Sie den entsprechenden Akupunkturpunkt im Uhrzeigersinn und von außen nach innen.

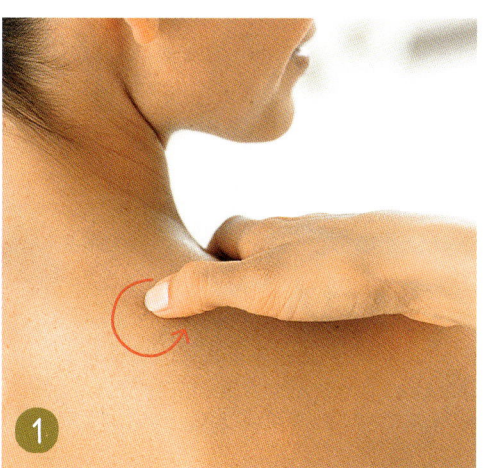

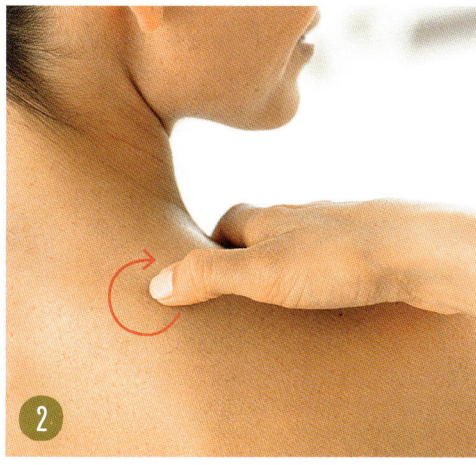

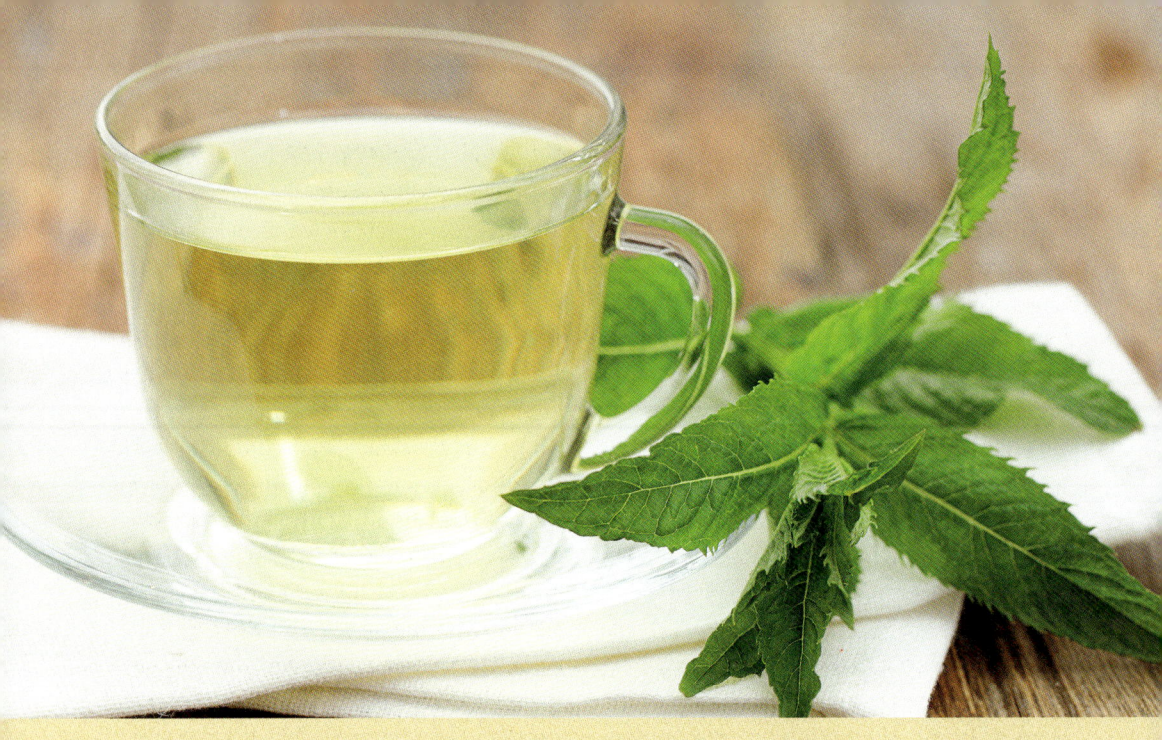

SANFTE HILFE AUS DER NATUR

Neben der Akupressur gibt es weitere Maßnahmen, mit denen Sie Körper und Seele
wirkungsvoll unterstützen können. Zu den
Organsystemen geben wir Ihnen im Praxis-
kapitel ▸ siehe Seite 43 jeweils Infos zur richtigen Auswahl an die Hand. Einige der Anwendungen sind Ihnen vielleicht aus der
Alltagsheilkunde vertraut. Alle werden in
der alten und modernen Naturheilkunde
häufig verwendet und tragen dazu bei, dass

Sie mit sich selbst, Ihren Mitmenschen und
Ihrer Umwelt in Harmonie gelangen.
Die innere Balance ist jedoch stets einem
leichten Auf und Ab unterworfen: Dies ist
der natürliche Lauf des Lebens, und dagegen
gibt es kein Mittel. Größeren Tiefs können
Sie jedoch gut vorbeugen, indem Sie die
wundervollen Naturheilmittel nutzen. Einige Bezugsquellen und weiterführende Buch-
tipps dazu finden Sie ab Seite 138.

Mehr Wohlbefinden im Alltag

Hier finden Sie einige Tipps, wie Sie auch im »täglichen Einerlei« wieder zu einem natürlichen Rhythmus finden können. Ob beim Sport oder beim Faulenzen, ob beim Essen, Fernsehen, Arbeiten …: Stets gilt es ein gesundes Maß einzuhalten.

Aufmerksamkeit für den Körper

Schenken Sie Ihrem Körper, gerade bei eventuellen Beschwerden, Aufmerksamkeit und Achtsamkeit! Versuchen Sie beispielsweise nicht zu schnell, Schmerzen oder Verdauungsprobleme mit einer Tablette »abzuschalten«, sondern spüren Sie in Ihren Körper hinein: Was verursacht Ihre Bauch- oder Kopfschmerzen? Welche Laus ist Ihnen über die Leber gelaufen? Schon die Beschäftigung mit dem wirklichen, oftmals verborgenen Problem sorgt für Entspannung. Aber auch wenn Sie sich wohlfühlen und gesund sind: Horchen Sie immer einmal in Ihren Körper hinein, nehmen Sie ihn bewusst wahr. So spüren Sie oft schon, wenn sich ein Unwohlsein oder ein kleines Tief anbahnt, und können gezielt vorbeugen. Beim Hineinspüren hilft die Akupressur, sehr hilfreich sind zusätzlich auch Atemübungen, sanfte Ganzkörpertrainings, Konzentrations- und Entspannungsübungen wie Yoga, autogenes Training oder Progressive Muskelentspannung sowie Meditationen

▶ siehe Seite 138.

Ruhe und Bewegung

Körper und Seele brauchen den natürlichen Wechsel von Ruhe (Yin) und Bewegung (Yang). Doch viele von uns sind ständig mit ihrem »Weiterkommen« beschäftigt, sei es beim Streben nach beruflichem Erfolg oder beim dauernden »Auf-Achse-Sein«. Andere haben sich in einem gemütlichen, bewegungsarmen Leben eingerichtet, ihnen fehlen oft die Impulse zur Weiterentwicklung. Verausgaben Sie sich ruhig immer wieder einmal, ob beim Sport oder im Beruf. Darauf darf natürlich auch wieder ein Abend auf der Couch folgen, damit Körper und Geist das Erlebte verarbeiten können. Ausgeruht können Sie anschließend wieder zu neuen Taten schreiten, alles zu seiner Zeit!

WICHTIG

SUCHEN SIE SICH RECHTZEITIG HILFE!
Wenn Sie allein nicht mehr weiterkommen, wenn Ihre Beschwerden sich nicht bessern: Scheuen Sie nicht davor zurück, rechtzeitig einen Therapeuten aufzusuchen! Es gibt viele Ärzte und Heilpraktiker, die in der Traditionellen Chinesischen Medizin bewandert sind. Oft braucht es nur einen kleinen Anstoß, damit Sie sich wieder selbst helfen können.

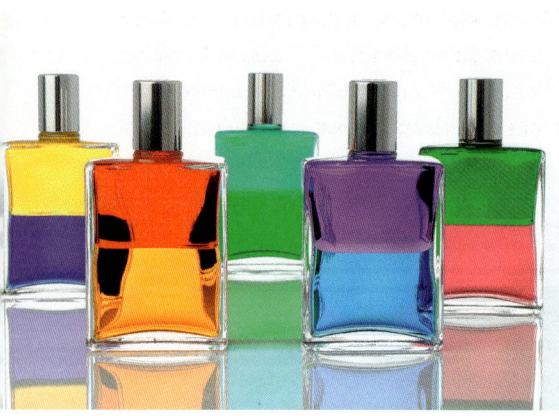

Die leuchtenden Aura-Soma-Essenzen gibt es auch als Farbkombinationen.

Aura-Soma, heilende Farben

Aura-Soma kombiniert die heilenden Wirkungen von Edelsteinenergie, Farbe und Pflanze. Die Philosophie: Wenn wir unseren Platz im Leben finden, sind wir gesund und glücklich. Das Nichtwissen um den Sinn des eigenen Lebens verursacht Widerstände, Spannungen und körperliche Beschwerden. Entwickelt wurde Aura-Soma (griech. aura = Hauch, Schimmer, soma=Leib) 1984 von der blinden, nach eigener Angabe hellsichtigen Engländerin Vicky Wall. Zu Beginn waren die Präparate nur zur kosmetischen Behandlung gedacht, Vicky Wall entwickelte sie später zu einem Therapiesystem ähnlich der indischen Chakren-Lehre weiter.
In hochwertigen Essenzen auf Alkoholbasis entfalten Inhaltsstoffe aus Pflanzen, Minera-

lien, Edelsteinen und Kristallen synergetisch ihre Wirkkräfte. Farben als »Sprache des Lichts« setzen Impulse für seelisch-kreativen Ausdruck; sie spiegeln das Empfinden unmittelbar wider. Farben beschreiben in ihren Schattierungen unterschiedliche Temperamente und Gemütslagen: Mal schweben wir auf rosa Wolken, mal sehen wir rot oder leben ins Blaue hinein, und manchmal ist einfach alles im grünen Bereich.
Es gibt über 100 verschiedene Aura-Soma-Farbflaschen, teils als Farbkombination, teils einfarbig. In diesem Buch beschreiben wir die einfarbigen sogenannten Pomander. Indem die Essenz in die Aura eines Menschen eingebracht wird, bringt sie ihn und sein Umfeld in Einklang. Menschen im Wirkungsfeld eines Pomander bewegen sich in einem harmonischen, geschützten Raum. Bei regelmäßiger Anwendung unterstützen die Essenzen das Lösen von festgefahrenen Verhaltensmustern, fördern Balance, natürliche Schönheit und lebendige Ausstrahlung.

Einfache, wohltuende Anwendung

Verreiben Sie drei Tropfen der Essenz zwischen den Handflächen. Nun führen Sie die Hände im Abstand von zirka zehn Zentimetern langsam und bewusst von oberhalb des Kopfes bis zu den Füßen, wobei die Handflächen zum Körper hinweisen. Sie können aber auch einfach zwischendurch einen Tropfen aufs Handgelenk, die Schläfen oder die jeweiligen Akupressurpunkte geben.

Schüßler-Salze und homöopathische Mittel

Diese feinstofflichen Mittel passen hervorragend zum Konzept der chinesischen Medizin, den Menschen als Einheit aus Körper, Geist und Seele zu behandeln. Die Herstellung folgt dem Prinzip des Potenzierens (auch Dynamisieren). Dabei wird die Ausgangssubstanz, etwa eine Pflanze oder ein Mineralstoff, schrittweise mit Wasser oder Alkohol verschüttelt oder mit Milchzucker verrieben. Dies minimiert Nebenwirkungen und verstärkt die gewünschte Wirkung.

Unterschiedliche Wirkprinzipien

Das Prinzip der Homöopathie lautet »similia similibus curentur« (Ähnliches möge mit Ähnlichem geheilt werden): Ein Stoff, der in seiner Reinform beim Gesunden bestimmte Symptome hervorruft, kann in potenzierter Form eine Erkrankung mit ähnlichen Symptomen heilen. Je höher die homöopathische Potenz, desto tiefgreifender die Wirkung auch auf die Psyche, niedrigere Potenzen eignen sich für akute Beschwerden. Die Homöopathie bedient sich einer riesigen Vielzahl unterschiedlicher Substanzen. Die Schüßler-Salz-Therapie geht davon aus, dass bei Krankheiten biochemische Prozesse im Körper gestört sind, bedingt durch den Mangel an einem oder mehreren Mineralstoffen. Die potenzierten Mineralstoffe gelangen, im Gegensatz zu handelsüblichen Mineralstoffpräparaten, direkt in die Zellen und entfalten dort ihre Wirkung. Es stehen über 30 Mittel zur Auswahl, die jeweils ein größeres Wirkungsspektrum haben.

Die richtige Einnahme

Die häufigste Darreichungsform der Mittel sind Tabletten auf der Basis von Milchzucker (Laktose). Wer ihn nicht verträgt, greift auf alkoholhaltige Tropfen oder zuckerhaltige Globuli zurück. Nehmen Sie die Mittel vom Porzellan- oder Plastiklöffel und lassen Sie sie unter der Zunge zergehen. Tabletten können Sie auch in einem Glas Wasser auflösen und es schluckweise über den Tag verteilt trinken. Grundsätzlich nehmen Sie über den Tag verteilt 10 Tabletten, 10 Globuli oder 20 Tropfen je Mittel ein. Verwenden Sie nur bis zu drei Mittel gleichzeitig, so können Sie die Reaktionen Ihres Organismus eindeutiger beurteilen.

HOMÖOPATHISCHE ORGAN- PRÄPARATE

Potenzierte Organpräparate ermöglichen tief gehende Heilungsvorgänge, eine gezielte Kräftigung des Organismus und wirken intensiv auf regenerative Prozesse der Organe. Neben Einzelmitteln mit direkter Wirkung auf das Organ gibt es Kompositionen mit pflanzlichen Substanzen. Therapeuten arbeiten oft mit Injektionen. Für den Hausgebrauch empfehlen wir Globuli, von denen Sie 3-mal 5 pro Tag einnehmen.

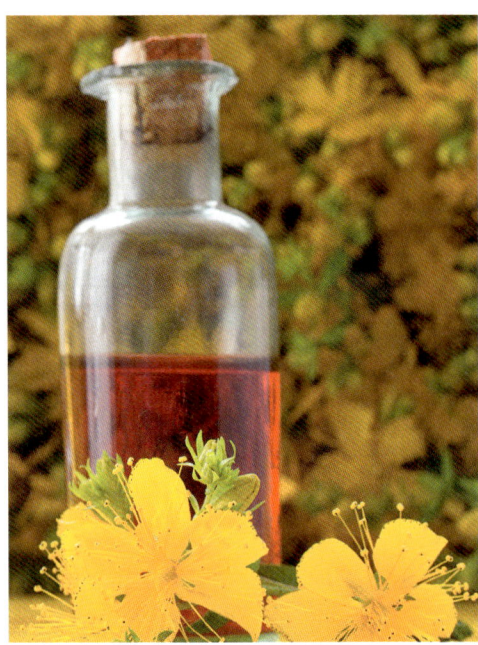
Johanniskraut beziehungsweise der ölige Auszug daraus bringt Sonne ins Gemüt!

Pflanzenauszüge und -tees

Heilpflanzenanwendungen für Körper und Seele haben eine lange Tradition auch in der chinesischen Heilkunde. Wir empfehlen hier jedoch überwiegend bei uns heimische Pflanzen, die leicht zu bekommen und mit denen unser Organismus vertraut ist. Konzentrieren Sie sich bei der Mittelwahl immer auf die Behandlung der akutesten Probleme. Wichtig: Machen Sie nach 4 bis 6 Wochen eine Pause von 1 bis 2 Wochen, sonst leiden Wirksamkeit und Verträglichkeit.

Heilpflanzen-Urtinkturen

Achten Sie beim Kauf der flüssigen alkoholischen Auszüge auf schadstofffreie Bio-Qualität. Nehmen Sie 3-mal täglich 3 bis 5 Tropfen in einem Glas Wasser vor dem Essen ein. Möchten Sie mehrere Organe unterstützen, nehmen Sie jede Urtinktur am besten zur entsprechenden Organzeit ein (ebenfalls 3 bis 5 Tropfen in Wasser). Kombinieren Sie höchstens drei Tinkturen, damit jede Pflanze ihre Wirkung voll entfalten kann.

Heilpflanzentees

Übergießen Sie 1 TL Kraut mit 1 Tasse kochendem Wasser und lassen es zugedeckt 10 Minuten ziehen. 2 bis 3 Tassen des empfohlenen Tees über den Tag verteilt genügen. Wichtig ist, dass Sie auch viel klares Wasser trinken, damit Ihr Organismus nicht mit zu viel »Information« überschwemmt wird.

Bachblüten

»Den Körper über die Seele heilen« lautet das Prinzip der Blütenessenzen. Der englische Arzt Dr. Edward Bach (1886 bis 1936) fand 38 Blüten, die »38 disharmonische Seelenzustände der menschlichen Natur« und damit zusammenhängende Erkrankungen günstig beeinflussen, und entwickelte ein Verfahren, um die Blütenschwingung auf Quellwasser zu übertragen. Die Urtinkturen erhalten Sie in Vorratsflaschen (Stockbottles) in vielen Apotheken.

Geben Sie 5 Tropfen in 1 Glas Wasser und trinken es mit etwas Abstand zu den Mahlzeiten zur passenden Organzeit. Behalten Sie jeden Schluck einen Moment im Mund. Für die Akupressur können Sie einen Blütentropfen auf den Punkt geben. Als Badezusatz geben Sie 5 Tropfen auf ein Vollbad.

Aromatherapie

Die Moleküle von ätherischen Ölen gelangen über das Einatmen zur Amygdala, einem Kerngebiet unseres Gehirns, das Emotionen und Erinnerungen beeinflusst. Ihre starke therapeutische, ausgleichende Kraft ist zudem auf die enthaltenen Phenylpropane, Monoterpene und Sesquiterpene zurückzuführen, die den Informationsaustausch unter den Körperzellen optimieren. Wichtig ist Qualität: Verwenden Sie nur 100 % naturreine Öle.

• Zur Wohnraumaromatisierung lassen Sie 3–15 Tropfen ätherisches Öl in einer Aroma- oder Duftlampe verdampfen.
• Für ein Vollbad mischen Sie die Öle mit 2 EL Sahne oder 1 TL Honig und geben sie ins gut körperwarme Badewasser. Baden Sie 15 Minuten, wickeln sich dann warm ein und ruhen (nach beruhigenden Bädern) 1/2 Stunde. Wichtig: Bei Herz-Kreislauf-Problemen fragen Sie zuvor Ihren Therapeuten!
• Für eine Aromamassage geben Sie 15–20 Tropfen Öl(mischung) auf 100 ml Pflanzenöl (Mandel, Jojoba, Sesam, Avocado).

Smoothies: frische Energie

Die Enzyme in frisch püriertem Gemüse und Obst wirken als Stoffwechselkatalysatoren: Sie unterstützen die Entgiftung, sind zellaufbauend und immunstärkend. Morgens und vormittags dienen sie der geistigen Anregung und Körperreinigung, nachmittags und abends dem Aufbau und der Regeneration. Smoothies sind vitalstoffreiche Rohkost in verdauungsfreundlicher Form. Trinken oder löffeln Sie Ihren Smoothie langsam und »kauen« Sie jeden Schluck gut. Ihr Mixer sollte 25000 U/Min. schaffen. Rohkost ist energetisch kühlend. Wenn Sie leicht frieren, sollten Sie besser auf frisch gekochte Gemüsesuppen umsteigen!

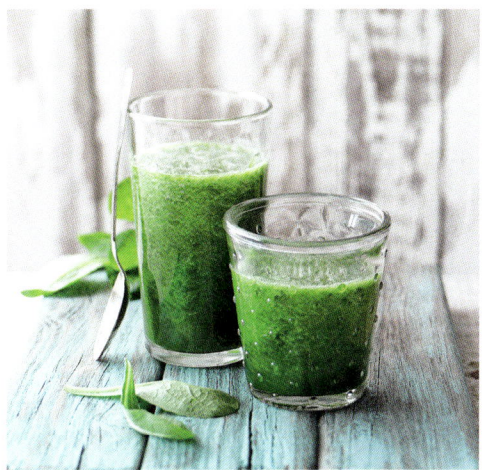

Trinken Sie über den Tag verteilt ½ bis 1 Liter Smoothie aus frischen Bio-Zutaten.

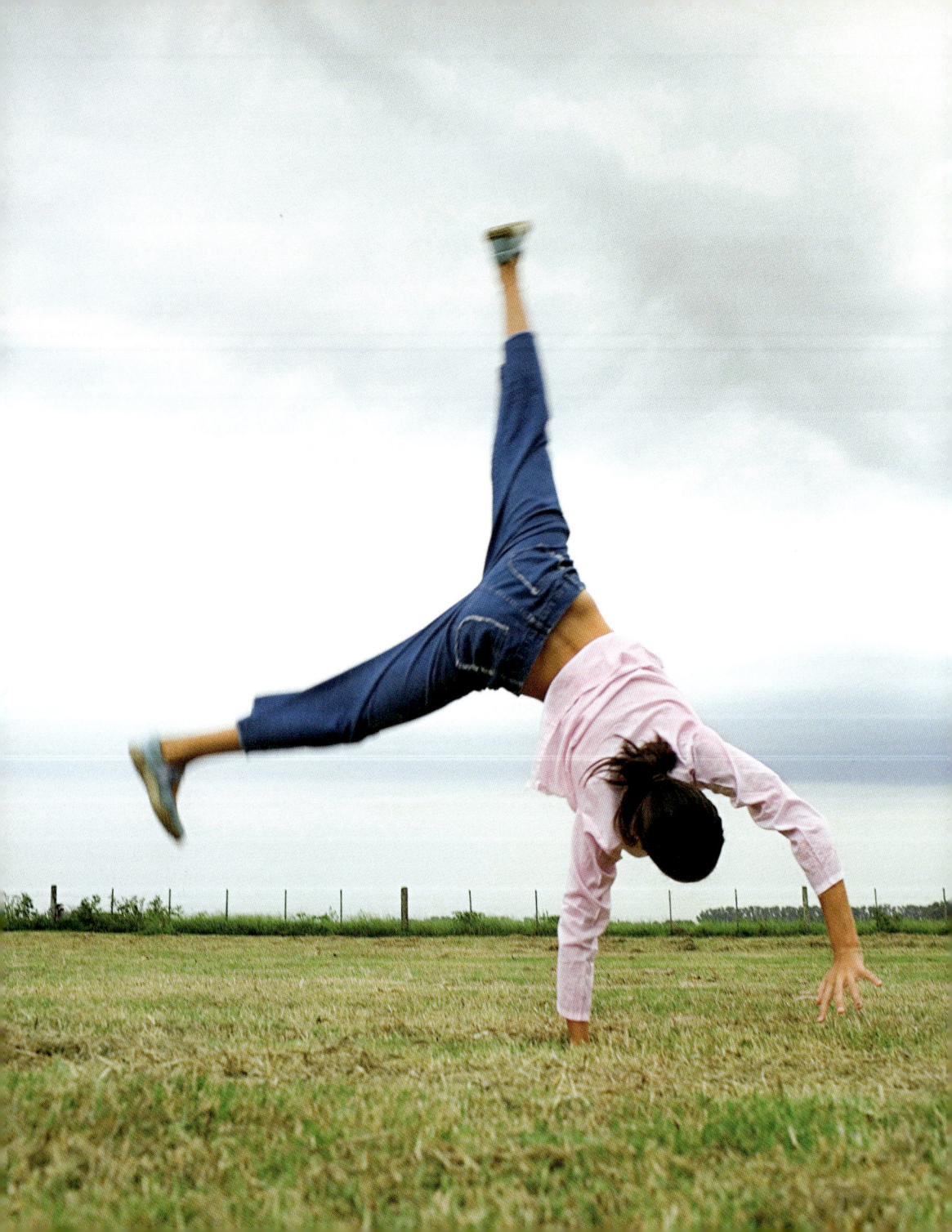

ORGANSYSTEM IN BALANCE

ALLES IM ORGANISMUS HÄNGT ZUSAMMEN. HIER FINDEN SIE VIELE TIPPS UND ANWENDUNGEN, UM JEDEN ORGANBEREICH UND SO DEN GANZEN ORGANISMUS ZU STÄRKEN.

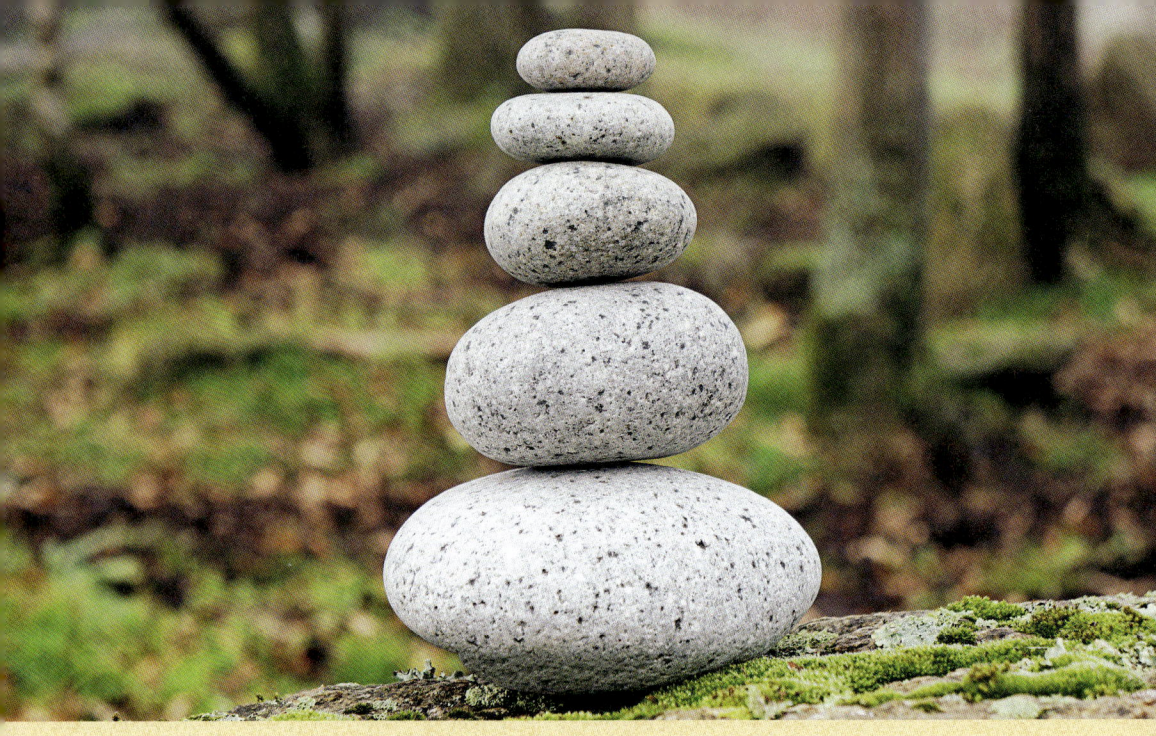

DISHARMONIEN AUFSPÜREN

Beantworten Sie die Fragen auf der rechten Seite und zählen Sie anschließend jeweils zusammen, bei welchem Buchstaben Sie wie oft mit »Ja« geantwortet haben. Das Ergebnis gibt Ihnen Hinweise darauf, welche Organbereiche möglicherweise beeinträchtigt sind, Beschwerden hervorrufen und Ihrer besonderen Aufmerksamkeit bedürfen. Beachten Sie jedoch bitte alle Organbereiche, bei deren Buchstaben Sie mehrmals zugestimmt haben, nicht nur den Bereich mit den meisten »Ja«-Antworten! Denn alles im Organismus ist miteinander verbunden, und Disharmonien in dem einen Bereich können Störungen in einem anderen mit bedingen.

E = Element Erde, ab Seite 46.

M = Element Metall, ab Seite 64.

W = Element Wasser, ab Seite 82.

H = Element Holz, ab Seite 102.

F = Element Feuer, ab Seite 120.

CHECKLISTE

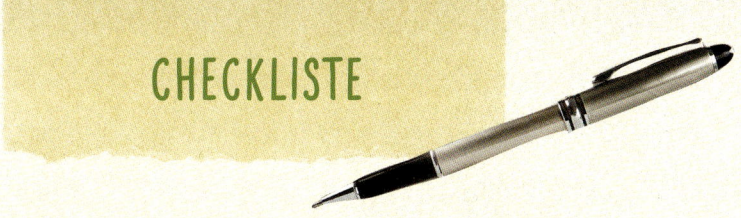

Bitte beantworten Sie die Fragen möglichst spontan, und zählen Sie anschließend jeweils die Buchstaben zusammen.

Grübeln Sie oft und machen sich Sorgen?	E	Salzen Sie Ihr Essen stark?	W
Haben Sie einen umfangreichen Bauch?	E	Haben Sie Allergien/Unverträglichkeiten?	E
Ist Ihr Stuhl oft weich bis breiig-flüssig?	E	Haben Sie oft Erkältungen und Infekte?	M
Haben Sie an alter Trauer zu knabbern?	M	Leiden Sie oft unter Regelbeschwerden?	H
Ist Struktur für Sie sehr wichtig?	M	Haben Sie öfter Blasenentzündungen?	W
Sind Ihre Beziehungen problembelastet?	M	Wachen Sie nachts öfter nach 3 Uhr auf?	M
Fühlen Sie sich oft einsam?	W	Haben Sie oft kalte Füße?	W
Spielt Angst bei Ihnen eine große Rolle?	W	Leiden Sie unter kalten Händen?	F
Sehen Sie die Welt eher pessimistisch?	F	Schwitzen Sie stark unter den Achseln?	F
Ist Ihre Libido wenig ausgeprägt?	W	Haben Sie oft Probleme mit den Augen?	H
Neigen Sie zu Reizbarkeit und Wut?	H	Sind Sodbrennen, Aufstoßen, Völlegefühl	
Schwankt Ihre Stimmung sehr?	F	Ihnen gut vertraut?	E
Ist Geselligkeit für Sie sehr wichtig?	F	Haben Sie Hautprobleme?	M
Neigen Sie zu Durchschlafstörungen?	W	Haben Sie oft Lendenschmerzen?	W
Neigen Sie zu Einschlafstörungen?	H	Plagen Sie Muskelverspannung/-krämpfe?	H
Kommen Ihre Bedürfnisse oft zu kurz?	E	Haben Sie Probleme mit der Gallenblase?	H
Sind Sie oft mutlos und verzagt?	H	Haben Sie Atemwegsprobleme?	M
Können Sie sich nur schwer entscheiden?	H	Haben Sie Herzprobleme?	F
Bringen Sie selten etwas zu Ende?	M	Leiden Sie unter hohem Blutdruck?	H
Fühlen Sie sich sehr »dünnhäutig«?	F	Haben Sie Nierenprobleme?	W
Fehlt es Ihnen an Lebensfreude?	F	Spüren Sie oft unangenehm Ihren Magen?	E
Neigen Sie zu Verstopfung?	M	Gibt es viele Dinge, die Sie nicht mögen?	E
Nehmen Sie schnell zu?	E	Fühlen Sie sich ungeduldig	
Haben Sie oft Lust auf Süßes?	E	und getrieben?	H
Haben Sie eine Abneigung gegen Bitteres?	F	Fühlen Sie sich rundherum erschöpft?	W
… oder gegen Scharfes?	M	Haben Sie ein ausgeprägtes »Mittagstief«?	F

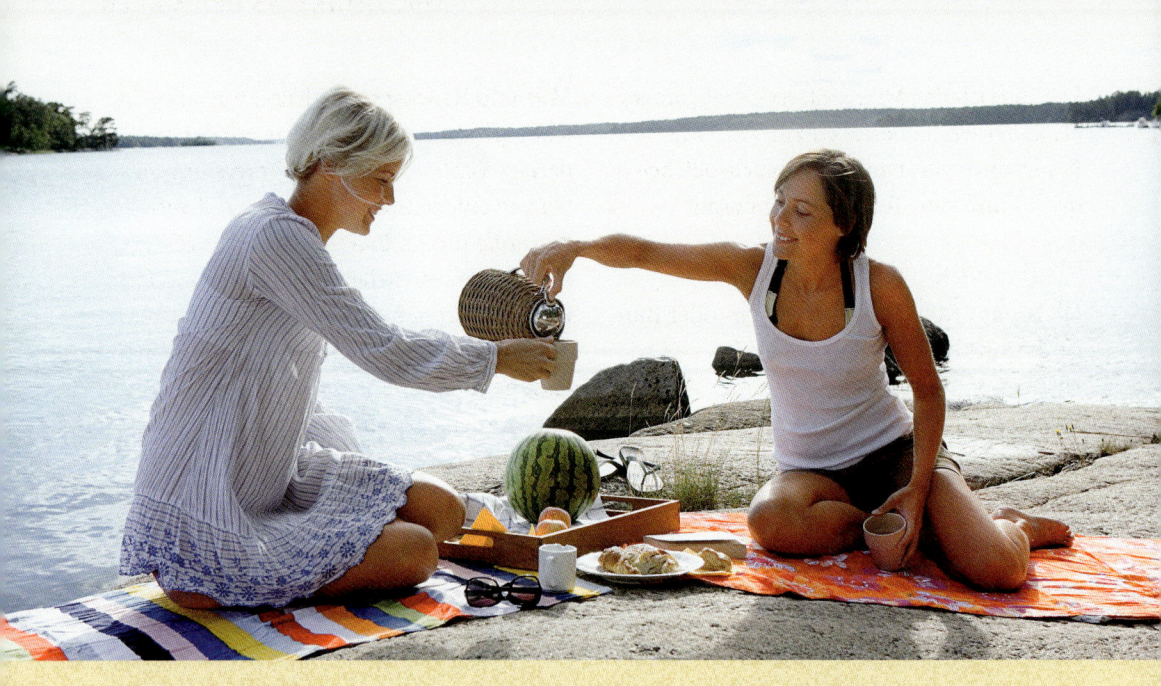

MILZ/PANKREAS UND MAGEN

Unser Verdauungs- und Stoffwechselsystem hat große Auswirkungen auf unser körperliches Befinden und unsere Stimmung.

Eine gesunde Mitte

Es ist schwer, in der heutigen Zeit seine Mitte zu bewahren! Vielerlei Dinge und Einflüsse wollen uns zerstreuen, ablenken und aus der Ruhe bringen. Die Mitte, unser Zentrum, das ist der Bauch mit allem, was »drin und dran« ist, ob rund oder in Sixpacks strukturiert. Aus unserer Mitte schöpfen wir Energie. Wenn wir mitten in der Welt stehen und mitten im Leben, sind Geben und Nehmen ausgewogen, und wir pflegen einen lebendigen Austausch. Aus Sicht der Traditionellen Chinesischen Medizin gehört die harmonische Regulation dieses Austauschs zu den Aufgaben von Magen und Milz.

Der Bereich der Milz umfasst dabei, anders als in der westlichen Medizin, auch die Funktionen von Pankreas (Bauchspeicheldrüse) und zum Teil des Dünndarms.

Verdauung: Stoff-Wechsel

Ob Atom-, Kohle-, Gas-, Sonnen- oder Biogaskraftwerke: Nirgendwo wird Energie so effizient produziert wie in unserem Verdauungs- und Stoffwechselsystem! Wir essen die unterschiedlichsten Dinge: Pflanzen, Fleisch, Fische, manchmal Insekten, auch Hölzer und sogar Erde, frische Nahrung und Fertigprodukte. Immer macht unser Körper das Beste daraus, gewinnt aus jeder Art von Nahrung bedarfsgerecht Betriebs- und Baumaterial. Wenn zu wenig von einem Stoff in der Nahrung ist, wird eben effektiver verdaut und sparsamer verbraucht, erst wenn über lange Zeit zu wenig davon vorhanden ist, entstehen Mangelerscheinungen. Noch wichtiger als eine ausgewogene Ernährung ist die Fähigkeit des Organismus zur Verarbeitung und Umwandlung. Würden sonst die Bewohner eines arktischen Fischerdorfs ohne frisches Obst und Gemüse oder eines indischen Slum ohne Fleisch, Milchprodukte und Fisch auskommen?

VERDAUUNG IM OBERBAUCH

Im Oberbauch, also zwischen Nabel und Rippenbogen, findet der produktive Teil der Verdauung statt. Rechts Leber und Gallenblase, mittig Magen und Dünndarm, links Milz und Bauchspeicheldrüse. Ein ausgetüfteltes, produktives Labor, das mit der bedarfsgerechten Zufuhr von Verdauungssäften verschiedenster Art nur ein Ziel verfolgt: Baustoffe für Ausbau und Erhalt des Organismus bereitzustellen. So werden aus dem Frühstücksbrot mit Butter und Marmelade Kohlenhydrate, Eiweiß und Fette extrahiert, resorbiert und meist von der Leber wieder »zusammengebastelt« zu dem, was wir brauchen für Muskeln und andere Gewebe. Dieser Aufnahme- und Umwandlungsprozess verbraucht seinerseits viel Energie.

WAS NEHMEN WIR AUF, UND WAS MACHT DER KÖRPER DARAUS?

Die moderne westliche Medizin kümmert sich vor allem um den ersten Faktor: gesunde Ernährung. Aber ist Ihnen nicht auch schon aufgefallen, dass nicht selten Menschen mit ausgesucht »gesunder« Ernährung alles andere als gesund und fit sind? Das liegt daran, dass dem zweiten Faktor, Verarbeitung und Stoffwechsel, nicht genügend Aufmerksamkeit geschenkt wird.
Andere Menschen dagegen ernähren sich miserabel, essen viel Fastfood und Tiefkühlkost, trinken regelmäßig Alkohol – und werden 95 Jahre alt. Wenn das Innere gut arbeitet, können eben viele Defizite ausgeglichen werden, wobei es auch auf die persönliche Konstitution ankommt. In jedem Fall aber können Sie gezielt etwas für ein gut funktionierendes »inneres Kraftwerk« tun.

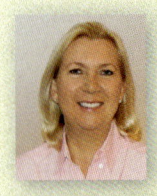

BEWUSST ESSEN!

Je besser die Nahrung bereits durch das Kauen und den Speichel vorverdaut ist, desto besser kann der Körper die Nährstoffe weiter aufnehmen und verwerten. Wenn's schmeckt und Sie sich Zeit lassen, haben Sie viel mehr von Ihrem Essen. Decken Sie sich den Tisch schön, legen Sie alles andere beiseite – und genießen Sie!

Milz und Magen im Netzwerk des Körpers

Milz/Pankreas und Magen arbeiten nicht isoliert, sondern unterhalten im Körper viele Verbindungen zu anderen Strukturen.

Zusammenarbeit im Organsystem

Bereits im Mund wird die Nahrung »vorverdaut« (wobei sich hierbei auch schädliche Einflüsse wie eine ungünstige Bakterienbesiedlung im Mundraum im gesamten Verdauungstrakt bemerkbar machen können). Im Magen wird der Nahrungsbrei weiter aufbereitet und »desinfiziert«, dann gelangt er portionsweise in den Dünndarm. Ab hier wirken Milz/Pankreas und die Gallensäfte:

Täglich werden vom Pankreas bis zu zwei Liter »Bauchspeichel« gebildet mit lebensnotwendigen Verdauungsenzymen für Eiweiß, Fette und Kohlenhydrate. Sie werden in den Dünndarm abgegeben. Von dort aus wandern die unverwertbaren Nahrungsreste zur Ausscheidung in den Dickdarm. Alles, was wir aufnehmen, muss also zunächst aufgeschlossen und verarbeitet werden, Überflüssiges muss der Körper wieder loswerden.

Steuerung übers Nervensystem

Geruch und Geschmack, Gedanken und Gefühle beeinflussen die Verdauungstätigkeit über tief liegende Gehirnstrukturen. Wohlschmeckendes (auch im übertragenen Sinne) und mit positiven Vorstellungen belegte Speisen sind gut verdaulich. Widerwärtiges kommt uns dagegen nicht nur körperlich wieder hoch.

Milz/Pankreas und Magen werden wie alle inneren Organe über das vegetative (auch: autonome) Nervensystem gesteuert beziehungsweise über die Gegenspieler Sympathikus und Parasympathikus ▶ siehe Seite 19. Der Sympathikus ist verantwortlich für:

- Gefäßverengung, also weniger Blutzufuhr.
- Hemmung der (peristaltischen) Bewegung des Magens.

Der Parasympathikus ist verantwortlich für:

- vermehrte Durchblutung.
- vermehrte Sekretion von Salzsäure und anderen Verdauungssäften.
- Zunahme der Magenperistaltik.

Über diese beiden Mechanismen machen sich auch psychische Einflüsse bemerkbar. So reizt etwa Stress den Sympathikus und reduziert damit den Einfluss des Parasympathikus, also die Verdauungstätigkeit! Etwas ganz Besonderes ist das Wechselspiel von Dehnungsreflexen und peristaltischen Reflexen im Verdauungstrakt: Je nach Füllzustand von Magen und Darm wird die Tätigkeit angeregt oder eingestellt.

DAS »BAUCHGEHIRN«

Das enterische Nervensystem ist ein großes Geflecht aus Nervenbündeln im Bauchraum. Seine Funktion ist nur teilweise beeinflusst vom vegetativen Nervensystem, etwa wenn sich Stimmungsschwankungen auf die Verdauung auswirken. Ansonsten arbeitet es autonom und koordiniert das gesamte Verdauungssystem. So bereitet es zum Beispiel den Dünndarm vor auf die angedaute Nahrung aus dem Magen. Es hat zudem Auswirkungen auf unser Allgemeinbefinden, von der Stimmung und dem »Bauchgefühl« bis hin zum Immunsystem.

VERBINDUNG ZU DEN REFLEXZONEN

Magen und Milz/Pankreas sind im Bereich der Brustwirbelsäule widergespiegelt, wo die zugehörigen Nerven aus der Wirbelsäule austreten. Vom 5. bis 8. Brustwirbelkörper aus können diese Organe durch Massagen, Einreibungen und Wickel über Haut und Bindegewebe beeinflusst werden.

Abhängigkeit von den Hormonen

Zu den Einflüssen des Nervensystems kommen die Auswirkungen der endokrinen (über den Blutkreislauf wirkenden) Hormone, die in den Bauchorganen selbst gebildet werden, wie Insulin, Glukagon und Somatostatin aus dem Pankreas – die Basis für die Energiegewinnung und -verarbeitung in den Körperzellen. Die Bauchspeicheldrüse sondert zudem zahlreiche Enzyme für die Verdauung von Eiweißen, Fetten und Kohlenhydraten in den Dünndarm ab. Ein wahrlich alchemistischer Hexenkessel, dessen Effektivität erstaunlich ist – aus einem Hamburger und einer Currywurst kann er ebenso etwas machen wie aus dem Vollkorn-Haferbrei oder exotischen Früchten.

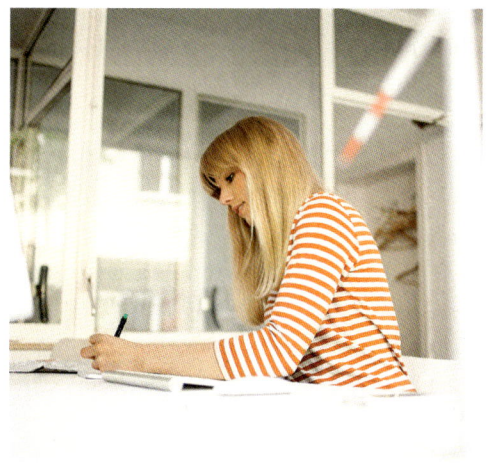

In der Zeit von Milz und Magen am Vormittag verwerten wir auch geistige Nahrung bestens.

Fühlen und Denken sitzen auch im Bauch!

Ein voller Bauch studiert nicht gern, ein leerer aber auch nicht. Was hierzulande der Volksmund sagt, wird von der Traditionellen Chinesischen Medizin bestätigt. Sicher kennen Sie es auch aus eigener Erfahrung: Nach einem reichlichen Essen zieht es Sie eher auf das Sofa als zurück an den Schreibtisch. Knurrt dagegen der Magen, fällt die Konzentration ebenso schwer.

Besondere Bedeutung hat hier, dass der Organbereich Milz sein »Tageshoch« zwischen 9 und 11 Uhr vormittags hat. Dies ist die beste Zeit für geistige Betätigung – vorausgesetzt, dass in der Magen-Zeit von 7 bis 9 Uhr ein ausreichendes, aber nicht belastendes Frühstück voranging, das bis zur Milz-Zeit weitgehend verdaut und verwertet ist. Auch seelische und geistige Eindrücke müssen verarbeitet sein, auch dort gibt es leichte und schwere Kost.

Gleichzeitiges Essen und Lernen geht auf Kosten von beidem. Auch Sorgenwälzen und Grübeln beeinträchtigen die Verdauung. Daher zählt allzu viel geistige Betätigung, die uns auch bei den Mahlzeiten nicht loslässt, aus Sicht der chinesischen Medizin zu den krank machenden Einflüssen, die die Milz schädigen können! Auf der anderen Seite bekommen wir von einer gut funktionierenden Milz die Fähigkeit zum klaren, strukturierten Denken. Aber zu viel ist zu viel: Zeitunglesen oder Fernsehen beim Essen belastet den Stoffwechsel, die Verdauung und letztlich auch die Stimmung.

Veränderte Anforderungen meistern

Unsere Umwelt und vor allem die Informationswelt haben sich in den letzten Jahrzehnten stark verändert. Eine typische Erscheinung unserer Zeit ist das Multitasking: Selten kommen wir tief ins Denken und Fühlen hinein, sondern verstreuen unsere Energie, indem wir die Aufmerksamkeit immer neuen kleinen Informationshäppchen zuwenden. Die Informationsflut muss ständig sortiert, gewichtet und verarbeitet werden. Vor 200 Jahren musste man wissen, was im Dorf vor sich ging, vor 100 Jahren, was im Land geschah, und heutzutage, was auf der ganzen Welt passiert. Noch vor 30 Jahren gehörte der »Brockhaus« oder eine andere, vier Meter Buchregal füllende Enzyklopädie zum wohlsituierten Haushalt. Heute ist das mehr oder weniger wertvolle Wissen im Internet gesammelt oder besser: verstreut. Komplettiert wird das Ganze, indem wir nebenbei Kekse, Gummibärchen oder ein belegtes Brot herunterschlingen. Wir sollten mehr (Bauch-)Gefühl dafür entwickeln, was wir gebrauchen können und was überflüssig ist. Dann können wir uns wieder auf eine gute, effektiv wirkende Milz verlassen. Nicht zu viel nachdenken, aber intuitiv die richtigen Entschlüsse fassen!

Gefühle verarbeiten

Aus Sicht der chinesischen Heilkunde ist es Aufgabe der Milz, materielle, seelische und geistige Energien aus der Umwelt aufzunehmen und dem Menschen zunutze zu machen. Verdaut und verarbeitet werden müssen auch emotionsgeladene Situationen wie die Vorwürfe eines Kollegen oder die Trennung vom Partner. Die Verarbeitung dieser Situationen übernimmt die Milz. Ist sie kräftig genug, kann sie uns dabei unterstützen, schlimme Erfahrungen zu verarbeiten und auch aus sehr tiefen Tälern unbeschadet und gestärkt wieder herauszukommen.

DIE SEELE »FÜTTERN«

Oft versuchen wir, seelische Defizite durch Essen auszugleichen, doch der Körper kann diese »falsche« Nahrung nicht verarbeiten. Er verlangt nach immer mehr Essen, weil er nicht in der Lage ist, die benötigte Energie aus der Nahrung herauszufiltern. Hier gilt es mehr Aufmerksamkeit für unsere seelischen Bedürfnisse zu entwickeln und gleichzeitig, echten körperlichen Hunger wieder besser von seelischem unterscheiden zu lernen.

Mitgefühl und Mitdenken

Andere Menschen verstehen und sich in sie hineinversetzen, mitdenken und mitfühlen, aber nicht mitleiden: Das zeichnet einen guten Freund oder Partner und übrigens auch einen guten Therapeuten aus. Eine starke Milz macht es möglich! Die Wissenschaft erforscht in diesem Zusammenhang sogenannte Spiegelneurone: Nervenzellen, die im Gehirn genau das Aktivitätsmuster auslösen, das sich beim Imitieren des Gegenübers abspielen würde. So nehmen wir unser Glas zur Hand, wenn unser Gegenüber dies tut, oder lassen uns von Gähnen »anstecken«. Ebenso spiegeln wir einander Gefühle und körperliches Befinden wider.

TIPP

DER DICKBAUCH-BUDDHA

Auf meinem Schreibtisch hat er einen festen Platz: der Dickbauch-Buddha, einer der sieben Götter des Glücks. Sie werden Ihre Sorgen los, wenn Sie ihm über den Bauch streichen!

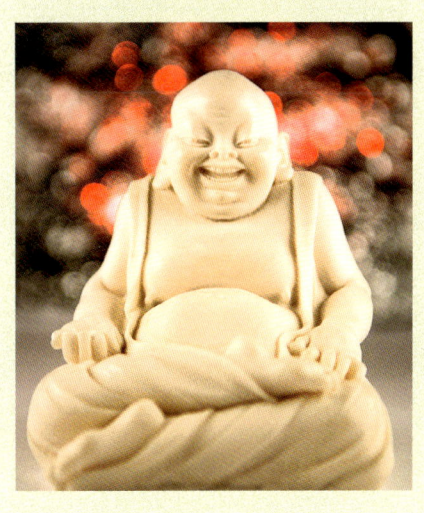

Überlastung der Milz

Geht es ums Essen und den Stoffwechsel, kommt die Sprache unweigerlich auch auf die Figur. Unsere Patienten reagieren fast immer mit einem »leider gut«, wenn wir sie nach ihrem Appetit fragen, obwohl der Verlust von Appetit und Gewicht eine Krankheit oder das Lebensende ankündigen kann. Im alten China bedeutete eine umfangreiche Körpermitte zunächst, dass genug Essen da war und Reserven angelegt werden konnten. Das alles Entscheidende war das Potenzial an Qi. Sie kennen vielleicht aus Kung-Fu-Filmen die recht feisten, aber quicklebendigen buddhistischen Kampfmönche?

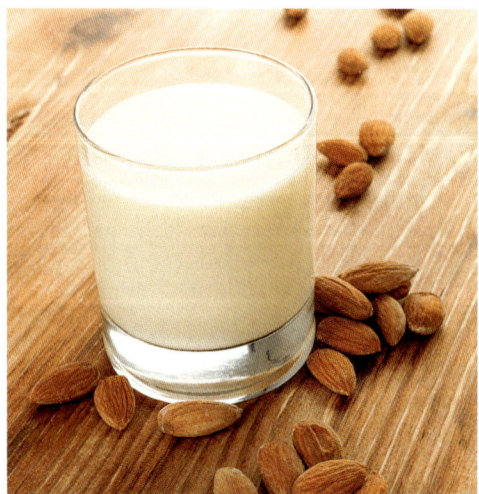

Gut verträgliche Alternativen zu Kuhmilchprodukten sind Hafer-, Reis- oder Mandelmilch.

Aus Sicht der TCM ist die Ansammlung von Fleisch zunächst eine Anhäufung von Yin. Wenn genügend Yang und Qi vorhanden ist, kann der Mensch dennoch gesund und vital sein, das Gewebe ist straff und elastisch. Wird er hingegen träge und phlegmatisch und ist sein Fleisch eher »wabbelig«, handelt es sich um eine Überlastung der Milz, auch zu erkennen an Durchfällen, Ödemen und ausgeprägtem Schweregefühl. Hier ist eine Behandlung der Wandlungsphase Erde nötig, um die Harmonie wiederherzustellen.

Allergien und Unverträglichkeiten

Völlegefühl und Blähungen sind Zeichen dafür, dass etwas nicht richtig verdaut werden kann, etwa Rohkost oder Allergene. Die Milz muss eine riesige Vielfalt von Stoffen als nützlich oder unnütz bewerten, Unnützes zur Ausscheidung vorsehen, Verwertbares zu körpereigenem Substrat umwandeln. Bewältigt sie dies nicht, kommt es zu Immunproblemen, Überempfindlichkeiten, Autoimmunerkrankungen und Allergien. Vermeidungsstrategien wie eine Weglassdiät können eine kurz- oder mittelfristige Lösung sein. So empfehlen wir Patienten mit Milz-Problemen und dadurch bedingten »Feuchtigkeits-Zeichen« wie Ödemen, Völlegefühl oder chronischen Entzündungen oft, zunächst Kuhmilchprodukte zu meiden, die den Körper verschleimen. Langfristig ist es nötig, die Milz so zu stärken, dass wieder alles gegessen werden kann, was schmeckt.

Ödeme und Entzündungen

Im Blutspeicher Milz werden überalterte rote Blutkörperchen und andere defekte Körperzellen abgebaut und ausgefiltert. Die Milz ist zudem als einziges Lymphorgan in den Blutkreislauf eingebettet. Das Lymphsystem trägt unser Immunsystem. Seine Kanäle (Lymphbahnen) entspringen in Unterhaut und Schleimhäuten und sammeln sich im Bauchraum. Von dort wird auch die nährstoffreiche Darmlymphe zum Herzen geführt. Die wichtigste Sammel- und Produktionsstätte der Lymphe ist die Milz, daneben spielen Filterstellen wie die Lymphknoten eine Rolle sowie kleine »Lymphherzen«, die die Flüssigkeit Richtung Herz pumpen, unterstützt von der Muskeltätigkeit.

Ansammlungen von Lymphflüssigkeit können eine Heilreaktion sein, etwa wenn bei einer Verletzung viele Abwehrzellen gebraucht werden. Krankheitswert hat es, wenn etwa in den Beinen bei Venen- oder Herzschwäche zu viel Lymphe aus dem Blut austritt.

Aus Sicht der TCM

Eine zu schwache Milz kann Flüssigkeit nur unzureichend verteilen, »Feuchtigkeit« und »Schleim« sammeln sich an, dies ist auch der Fall bei chronischen (auch eitrigen) Entzündungen, Zysten, Knoten und Tumoren. Im seelisch-geistigen Bereich zeigt sich dies in unklaren Gedanken und Gefühlen, benebeltem Kopf, blockiertem Denken, fruchtlosem Grübeln, Wahrnehmungsstörungen.

INFO

ANZEICHEN FÜR PROBLEME DER MILZ

- Ermattung zwischen 9 und 11 Uhr, mit »benebeltem« Gefühl, Schweregefühle
- Allergien, Unverträglichkeiten
- stoffwechselbedingtes Übergewicht, Blähungen, Durchfälle
- chronische Stoffwechselerkrankungen wie Typ-2-Diabetes
- Mattigkeit, Erschöpfung, Schlaf- und Konzentrationsstörungen

Aus Sicht der TCM hilft eine Stärkung der Milz auch bei:

- Ödemen, vor allem an den Waden, Besenreisern und Krampfadern
- Menstruationsbeschwerden, Vaginalausfluss, schmerzhaftem Eisprung
- Cellulite

Auf der psychischen Ebene stehen Milzprobleme in Verbindung mit:

- Überlastung mit Informationen sowie mit eigenen und fremden Problemen
- Neigung zum Grübeln, ohne je zu einer Lösung zu finden.

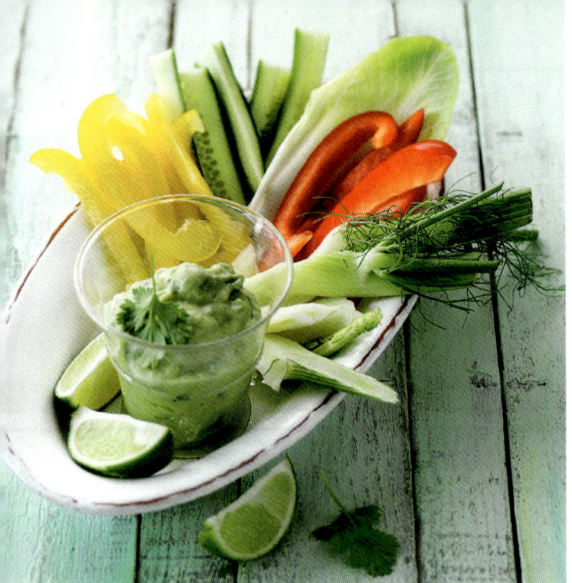

Knackige Rohkost ist lecker und sehr vitalstoffreich, doch viele Menschen vertragen sie nicht.

Der Partner Magen

Wenn Sie mit Magenbeschwerden zum Arzt gehen, bekommen Sie wahrscheinlich einen Säureblocker oder ein Antibiotikum verordnet. Magenprobleme werden gern reduziert auf den Magen selbst, dabei ist er wie alle inneren Organe überaus sensibel für nervliche und hormonelle Fehlsteuerungen. Wenn diese etwa einer Keimbesiedelung das Feld bereitet haben, müssen sie behoben werden. Besonders Säureblocker wirken sich zudem nachteilig aus: Die Magensäure hat wichtige Funktionen bei der Verdauung wie das Desinfizieren der Nahrung. Fehlt sie, kommt es leicht zu Darminfektionen. Zudem können wichtige Nährstoffe nicht mehr über den Dünndarm zur Verfügung gestellt werden.

Die Sicht der chinesischen Medizin

Die chinesische Heilkunde sieht im Magen die erste Instanz, mit der wir nicht nur Nahrung, sondern alles aus unserer Umwelt aufnehmen, auch über unsere Sinnesorgane. Wenn Sie einen unüberwindbaren Widerwillen gegen eine bestimmte Speise oder einen Menschen haben, ist dies einer Disharmonie des Magens zuzuschreiben, die ihre Ursachen in psychischen, nervlichen und/oder hormonellen Mechanismen hat. Wenn wir etwas nicht »schlucken« können, kann sich das zum einen in Magenproblemen bemerkbar machen, aber auch in Störungen auf dem Magenmeridian, etwa in Gesichtsakne, Mundgeruch und Karies. Auch Aufregung und Stress schlagen auf den Magen: Sie hemmen übers vegetative Nervensystem die Magenentleerung nach unten, was zu Völlegefühl, Aufstoßen und Sodbrennen führen kann. Zusätzlich schädigen zu viel Sitzen und Liegen das Partnerorgan Milz. Viele Zivilisationskrankheiten wie Diabetes oder Bluthochdruck würden verschwinden, wenn wir uns mehr bewegen und weniger denken und grübeln würden.

VERDAUUNG BRAUCHT ZEIT

Das Sättigungsgefühl ist auch davon abhängig, wie lange Essen im Magen bleibt. Wasser verlässt ihn Richtung Dünndarm nach 10 bis 20 Minuten, feste Nahrung je nach Zusammensetzung nach 1 bis 4 Stunden.

Kohlenhydrate verweilen am kürzesten, dann folgen Eiweiße, dann Fette. Rohkost verweilt ebenfalls lange im Magen, auch deshalb bereitet der Beilagensalat oft Probleme, weil die bereits zersetzten Kohlenhydrate zu langsam »durchkommen«.

Genießen verbessert die Nährstoffaufnahme. Von gehetzten G8-Abiturienten habe ich den Begriff »Bulimie-Lernen« gehört. Sehr treffend, denn auch Wissen kann man zu schnell herunterschlingen und anschließend in der Prüfung »erbrechen«. Nahrung, ob körperlich oder geistig, braucht Regelmäßigkeit und Zeit. Nur so können wir nachhaltig wachsen und uns weiterentwickeln.

MAGEN HAT WAS MIT MÖGEN ZU TUN

Unsere Sprache ist oft sehr aufschlussreich. So bedeutet eine gute Magenfunktion auch, mit sich zufrieden zu sein und sich selbst zu mögen. Bekanntlich kann man auch andere Menschen nur mögen und somit Mitgefühl und auch Liebe entwickeln, wenn man sich selbst mag und akzeptiert.

INFO

ANZEICHEN FÜR PROBLEME DES MAGENS

- Appetitlosigkeit bis hin zum Widerwillen gegen jegliches Essen, vor allem zur Frühstückszeit
- Verdauungsprobleme wie unangenehmes Völlegefühl, häufiges Aufstoßen, Schluckauf, Sodbrennen, Übelkeit und Erbrechen
- Mundgeruch trotz regelmäßiger und gründlicher Mundpflege
- Erkrankungen im Oberbauch wie Magenschleimhautentzündung, Magengeschwür, Sodbrennen, Aufstoßen

Außerdem können auch folgende Symptome auftreten:

- häufige Zahnschmerzen, Rhagaden, Aphthen, Zahnfleischbluten
- bei Frauen Probleme der Brüste wie eine Brustentzündung in der Stillzeit; Eierstockzysten, Ausfluss oder Scheidenpilze

Auf der psychischen Ebene stehen Magenprobleme in Verbindung mit:

- zu viel »schwerer Kost« im zwischenmenschlichen oder beruflichen Bereich oder über die Medien
- belastenden Problemen, für die man keine Lösung findet
- Wut, die kein Ventil findet und »auf den Magen schlägt«
- allgemeine Erschöpfung/Traurigkeit
- ausgeprägte Ekelgefühle oder starke Aversionen

Milz und Magen in Balance

An erster Stelle steht bei der Unterstützung von Milz/Pankreas und Magen die Ernährung – im umfassendsten Sinne:

- Leicht verdauliches Essen: gesunde Kohlenhydrate, schonend gegartes Gemüse ▶ **siehe Seite 62**, grüne Smoothies, verdauungsfördernde Gewürze.
- Leichte geistige Nahrung (»Schmöker«) ist manchmal sinnvoll, nichts allzu Aufregendes. Nicht alles muss immer von hohem Anspruch oder von Nutzen sein, und der Magen muss sich erst leeren können, um wieder etwas aufzunehmen.
- Leichte seelische Kost: Abstinenz von Horrorfilmen, blutigen Krimis, Gewalt und Ekelthemen (auch in Gesprächen). Schöne Momente mit Freunden genießen und mal wieder unbeschwert plaudern.

Guter, wertvoller »Input«

Stärken können Sie die Milz und damit den ganzen Organismus auch, indem Sie sich ein wenig sanft fordern. Gerade auf der geistigen und seelischen, emotionalen Ebene benötigen wir Nahrung, aber auch Leere-Zeiten.

- Gehen Sie mal wieder in ein tolles Konzert oder ins Theater. Wann waren Sie zuletzt in einer Ausstellung oder im Museum?
- Genießen Sie die Großartigkeit der Natur, lassen Sie Stimmungen auf sich wirken, etwa bei einem Sonnenuntergang oder beim Rauschen eines Baches.

Aura-Soma: gelber Pomander gegen Grübeleien

Der gelbe Pomander stärkt das Ich-Bewusstsein. Er schafft Freude und Leichtigkeit und vertreibt negative Gefühle. Die sonnig gelbe Essenz hilft uns dabei, Eindrücke zu verarbeiten, unterstützt jedes Lernen und Lehren und mildert Prüfungsängste. Gleichzeitig hilft sie, Zweifel aufzulösen und Grübeleien zu beenden, sodass wir wieder lernen, unserer Intuition und unserem guten Bauchgefühl zu vertrauen. So entspannt erleben wir mit seiner Hilfe sogar wieder gelegentliche Geistesblitze und geradezu geniale und kreative Einfälle! Der gelbe Pomander wirkt auch unterstützend, wenn wir negative Gewohnheiten wie beispielsweise das Rauchen oder »Internetsucht« ablegen möchten.

Bachblüten gegen Trägheit und das Gedankenkarussell

Besonders zwei Bachblüten haben sich bewährt, um den Milzbereich zu stärken.

WHITE CHESTNUT

Die Bachblüte der Wahl, wenn Sie schlecht abschalten können, Ihre Gedanken in einer Endlosschleife um einen Punkt kreisen, Sie vor lauter Grübeln nicht in den Schlaf finden und all das tagsüber Ihre Konzentration beeinträchtigt. White Chestnut, die Blüte der Rosskastanie, hilft Ihnen, Sorgen und Grübeleien loszulassen und sich mit klarem Kopf auf das Wesentliche zu fokussieren.

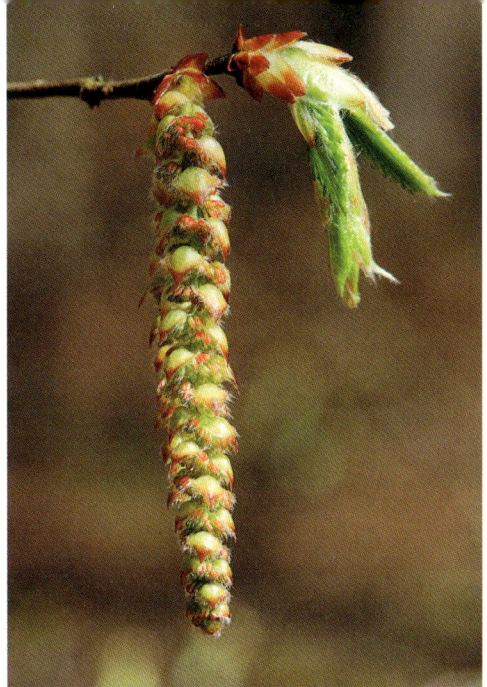

Die Bachblüte Hornbeam (Hainbuche) wird auch »Montag-Morgen-Muffel-Blüte« genannt.

HORNBEAM

Die Blüte der wohlbekannten Hainbuche hilft Ihnen, den inneren Schweinehund zu überwinden. Wenn Sie sich körperlich und geistig müde und träge fühlen, wenn Ihnen alles zu viel ist, aber Sie genau wissen, dass Ihnen eigentlich Bewegung und Aktivität gut täten, um aus der Stagnation zu kommen, dann sollten Sie Hornbeam nehmen.

Heilpflanzen: Bitterkeit loslassen und besser abschalten

Die folgenden beiden Heilpflanzen, Wermut und Passionsblume, sorgen für mehr Wachheit und gleichzeitig mehr innere Ruhe.

WERMUT-URTINKTUR

Das bittere Kraut fördert die Verdauung und löst die bitteren Aspekte des Lebens in uns auf. Es bringt den trägen Stoffwechsel auf Trab und unterstützt durch seine reinigende Wirkung das Lymphsystem. Damit weckt es wieder unser Interesse für das Leben und neue Aktivitäten. Es holt uns in die Wirklichkeit zurück, wenn wir in Tagträumen (eine Flucht vor der Realität) gefangen sind. Wermut fördert Präsenz und Anteilnahme, wir treten nach außen und interessieren uns auch wieder für das Leben anderer.
Nehmen Sie 3-mal täglich vor den Mahlzeiten 5 Tropfen der Artemisia-Urtinktur.

TIPP

HILDEGARD-WERMUTWEIN

Für mehr Vitalität empfiehlt die mittelalterliche Kräuterexpertin Hildegard von Bingen: Mischen Sie 40 ml Wermut-Urtinktur mit 1 l leichtem Weißwein und 150 g Kastanienhonig. Täglich vor dem Frühstück oder am Vormittag zwischen 9 und 11 Uhr ein Likörgläschen davon trinken, insbesondere in der Zeit von Mai bis Oktober. Der Wein spült die »Schlacken« des Winters aus, Sie fühlen sich leicht und leiden in der Sommerhitze weniger unter schweren Beinen.

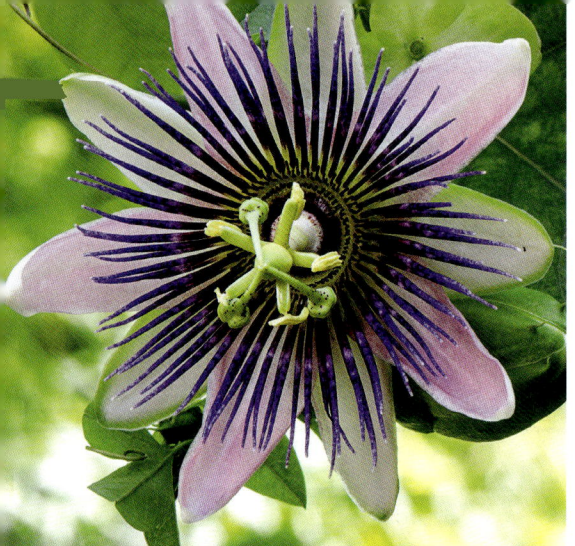

Die Passionsblume weckt schon beim Betrachten ein Gefühl majestätischer Ruhe.

PASSIONSBLUME-URTINKTUR

Die Passionsblume schenkt innere Ruhe und Gleichmut, wenn Sorgen und Unruhe uns plagen und wir die Probleme mit in den Schlaf nehmen. Sie stärkt die Mitte und unterstützt das Abschiednehmen von der vergangenen Lebensphase. Das Loslassen bringt uns mit uns selbst in Einklang. Nehmen Sie 3-mal täglich 5 Tropfen Passiflora-Urtinktur ein. Wenn Sie schlecht einschlafen können, nehmen Sie zusätzlich vor dem Zubettgehen 5 Tropfen in einem Glas warmem Wasser.

Aromatherapie

- **Zum Einschlafen und Entspannen:** Befüllen Sie Ihre Duftlampe mit je 3 Tropfen Kamillen- und Lavendelöl, je 4 Tropfen Muskatellersalbei- und Sandelholzöl.

- **Für bessere Konzentration:** 5 Tropfen Rosmarinöl und 3 Tropfen Pfefferminzöl in der Duftlampe erfrischen und helfen, die Gedanken zu fokussieren. Ist Ihr Kind bei den Hausaufgaben unkonzentriert, beduften Sie das Zimmer mit 3 Tropfen Zitronenöl und 3 Tropfen Zypressenöl.
- **Lindert Bauchkrämpfe bei Kleinkindern (ab 2 Jahre):** Geben Sie je 2 Tropfen Lavendelöl und Fenchelöl sowie 1 Tropfen Ingweröl auf 2 EL Mandelöl. Damit streichen Sie kreisförmig im Uhrzeigersinn über den kleinen Bauch.

MEIN PERSÖNLICHER TIPP

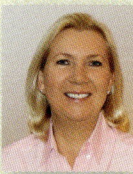

FRÜHJAHRSKUR

Zum Entgiften und für festes Bindegewebe nehmen Sie 6 Wochen lang pur oder in einem Glas Wasser diese Urtinkturen:

- vormittags 5 Tropfen Urtinktur Geranium (Storchschnabel)
- nachmittags 5 Tropfen Urtinktur Equisetum (Schachtelhalm)
- abends 5 Tropfen Urtinktur Taraxacum (Löwenzahn)
- Trinken Sie viel, essen Sie viel Gemüse und Vollkorn, wenig Fettes, Süßes und tierische Produkte. Zusätzlich helfen Basenbäder.

- **Strafft bei Cellulite:** 8 Tropfen Orangenöl, 6 Tropfen Zypressenöl, 4 Tropfen Wacholderöl auf 50 ml Jojobaöl. Täglich nach der Dusche in die feuchte Haut einmassieren oder als Bürstenmassage anwenden. Immer Richtung Herz massieren. Unterstützend ist die Entgiftungskur (siehe links).
- **Zur Entstauung der Beine:** je 5 Tropfen Geranium-, Wacholder-, Lavendel- und Rosmarinöl auf 50 ml Mandelöl. Die Beine damit von den Zehen in Richtung Herz ausstreichen. Im Sommer können Sie statt Mandelöl das Schüßler-Cremegel Nr. 9 Natrium phosphoricum nehmen.

Schüßler-Kur fürs Bindegewebe

Neben regelmäßiger, sanfter Bewegung hilfreich bei Bindegewebsschwäche und Cellulite: Lösen Sie in einem Glas Wasser je 3 Tabletten der folgenden Mittel auf (mit einem Plastik- oder Porzellanlöffel verrühren!) und trinken Sie die Mischung schluckweise über den Tag verteilt: Nr. 1, 5, 8, 9, 11, 12, 19. Zur Massage der betroffenen Stellen eignet sich eine Mischung der Schüßler-Salben Nr. 1, 9 und 11. Bitte immer in Richtung Herz streichen. Bei Gewichtsproblemen hilft die Einnahme folgender Tabletten (3-mal tägl. 4):

- Nr. 9 Natrium phosphoricum D6 dämpft die Lust auf Fettes und Sahne.
- Nr. 15 Kalium jodatum D6 kurbelt den Stoffwechsel an.
- Nr. 27 Kalium bichromicum D6 wirkt harmonisierend auf die Bauchspeicheldrüse.

Homöopathische Helfer

Die richtige Dosierung, wenn nicht anders angegeben, finden Sie auf Seite 39.

- **Bei Sodbrennen und saurem Aufstoßen:** Die Beschwerden lassen sich durch Robinia pseudoacacia D6 lindern. Gerade wenn das Sodbrennen nach ungesundem Essen oder Alkohol auftritt. Ebenso ist Robinia bei Sodbrennen in der Schwangerschaft geeignet.
- **Aufstoßen mit Übelkeit:** Würgereiz und Magenschmerzen werden durch Bismutum subnitricum D6 gebessert. Diese Art Sodbrennen entsteht oft durch Kummer, Gereiztheit oder Stress, es müssen sich keine »Essfehler« dahinter verbergen. Bismutum passt auch, wenn zusätzlich zum Aufstoßen die Verdauung Problem macht, mit Magenschmerzen und Blähungen.
- **Gegen Magenkrämpfe:** Treten sie zusammen mit dem Gefühl auf, unbedingt etwas essen zu müssen, kann Anacardium D6 helfen. Es passt auch, wenn Sie das Gefühl haben, die Leere in sich durch Essen auffüllen und so Ihren Magen beruhigen zu können, oder wenn Wut, Ärger und Aufregung zu den Magenschmerzen führten.
- **Für die Schilddrüse:** Wenn Ihre Schilddrüsenwerte an der Untergenze sind, aber noch keine Notwendigkeit für die Einnahme von Schilddrüsenhormon besteht, können Sie einen Versuch mit der folgenden Mischung von Homöopathika und Urtinkturen machen. Bleiben Sie dabei

stets in Rücksprache mit Ihrem Therapeuten. Nicht bei Schilddrüsenüberfunktion einnehmen oder wenn Sie schwanger sind oder stillen! Mischen Sie je 20 ml Urtinktur von Betula, Centaurium, Cynara scolymus, Fucus vesiculosus (Vorsicht, jodhaltig!), Taraxacum officinale und 10 ml Urtinktur von Levisticum officinale mit je 10 ml homöopathischen Tropfen von Graphites D10 und Natrium selenicum D6. Nehmen Sie anfangs 3-mal täglich 10, später bis zu 3-mal täglich 20 Tropfen der Mischung ein (vom Porzellanlöffel oder direkt auf die Zuge gezählt). Erste Erfolge wie mehr Wachheit und leichtere Gewichtsabnahme stellen sich frühestens nach ein paar Wochen der Einnahme ein. Nach jeweils 6 bis 8 Wochen sollten Sie eine mehrwöchige Pause einlegen, damit sich Ihr Organismus nicht an die Heilpflanzen gewöhnt und die Mischung dann dauerhaft wirkungslos wird.

HOMÖOPATHISCHE ORGANPRÄPARATE

- Verdauungsstörungen, Blähungen und Stoffwechselstörungen: Sie können durch Pancreas/Meteoreisen behandelt werden. Nehmen Sie die Globuli vor dem Essen ein, dadurch wird die Bauchspeicheldrüse bei ihrer Arbeit unterstützt.
- Allgemeine Abwehrschwäche: Das Immunsystem kann durch die Unterstützung von Milz (Lien comp.) oder Thymus/Mercurius gestärkt werden.

Was sonst noch hilft

ROLLKUR

Bei Magenbeschwerden mit Druck- und Völlegefühl trinken Sie morgens nüchtern 1 Tasse Kamillentee und legen sich je 5 Minuten auf Rücken, linke und rechte Seite und auf den Bauch. So erreicht der Tee die gesamte Magenschleimhaut. Vorm Zubettgehen wirkt die Kur schlaffördernd.

NABELMOXA

Hilfreich kann auch die Erwärmung zweier Akupunkturpunkte sein, ob mit der »Moxazigarre« (beim Therapeuten) oder einem gut gewärmten Dinkel- oder Kirschkernkissen:

- Ren Mai 8 ist der Bauchnabel. Wärme stimuliert ihn wohltuend bei Durchfall und leichteren Darminfektionen.
- Ren Mai 4 liegt knapp unterm Bauchnabel. Seine Behandlung hilft bei Kältegefühl, nicht nur im Unterleib, und aufsteigender Hitze mit zugleich kalten Füßen.

WOHLTUENDE MASSAGEN

- Eine sanft im Uhrzeigersinn kreisende Bauchmassage harmonisiert Ihre Mitte.
- Bei Oberbauchbeschwerden streichen Sie am unteren Rippenbogen von der Seite zur Mitte, dann beidseits der Mittellinie mit den flachen Daumen bis unter die Nabelregion, etwa 15 Minuten lang.
- Die Kräftigung der Bauchmuskeln massiert von innen die Verdauungsorgane.

ZWEI KLEINE ÜBUNGEN

- **Die Mitte stärken:** Legen Sie sich auf den Rücken. Verschränken Sie die Arme vor der Brust, die Hände liegen an den Schultern. Winkeln Sie die Beine rechtwinklig an und halten die Position einige Atemzüge. Strecken Sie die Beine wieder aus und legen sie langsam ab. 9-mal wiederholen.
- **Achtsamkeitsübung:** Versetzen Sie sich öfter bewusst in Ihr Gegenüber hinein. Was mag der andere gerade fühlen? Wie würden Sie sich an seiner Stelle fühlen?

Akupressur

Die Behandlung der folgenden Akupunkturpunkte kräftigt Milz und Magen:

- ❶ **Magen 36** (der »göttliche Gleichmut«), außen unter dem Knie gelegen. Er harmonisiert den Magen und die Stimmung.
- ❶ **Milz 6,** vier Fingerbreit über dem Innenknöchel, knapp hinter dem Schienbein. Er hebt den Unterbauch, stärkt so auch die Beckenbodenmuskulatur. Bei Frauen reguliert er den Menstruationszyklus.
- ❶ **Milz 9,** auf der Innenseite des Beins unter dem Knie, hilft gegen Ödeme und chronische Entzündungen im Unterleib, Vaginalausfluss und vaginalen Pilzinfektionen.
- ❷ **Dickdarm 4,** auf der »Schwimmhaut« zwischen Daumen und Zeigefinger. Bei Zahnschmerzen (oft ein Problem des Magenmeridians) oder bei der Zahnarztbehandlung massieren Sie den Punkt kräftig mit Daumen und Zeigefinger.

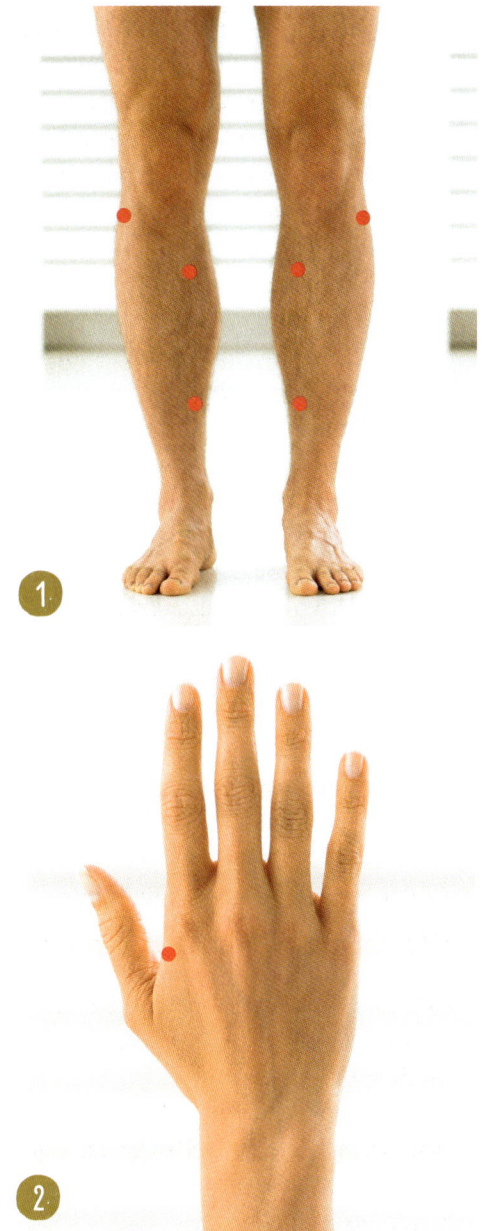

Ernährung für eine starke Mitte

Genuss ist das Zauberwort: Lassen Sie sich schon beim Einkaufen und Zubereiten von Farbe, Form und Duft der Lebensmittel verführen! Die Vorfreude und das leichte Magenknurren vor der Mahlzeit zeigen: Magen und Milz sind jetzt bereit für ihre Aufgaben. Essen Sie nicht dauernd zwischendurch! Auch schwere Kost wie Braten mit Knödeln und fetter Sauce schwächt die Milz.
Die dem Element Erde zugeordnete Geschmacksrichtung ist süß – die Süße, die sich bei gutem Kauen von Getreide einstellt. Ein ideales Frühstück ist Porridge oder Hirsebrei mit Zimt und Apfel-/Birnenkompott. Die Farbe Gelb ist dem Magen und der Milz zugeordnet. Um die Mitte zu stärken, wählen Sie viel gelbes oder gelborangefarbenes Gemüse und Obst sowie gelbe Gewürze.

KICHERERBSEN-CURRY

1 Tasse Kirchererbsen | 1 gelbe Paprika | 200 g Karotten | 2 EL Öl | 1 TL Senfkörner | 1 cm frischer Ingwer | 1 Knoblauchzehe | je ½ TL Koriander, Kurkuma, Kreuzkümmel, Curry | 1 EL Tomatenmark | Zitronensaft | Koriandergrün

1 Die Kichererbsen über Nacht einweichen. In frischem Wasser weich kochen. Inzwischen das Gemüse mundgerecht schneiden.
2 Das Öl im Topf erhitzen, die Senfkörner darin anrösten, bis sie hochspringen. Das Gemüse zugeben und garen. Inzwischen den Ingwer reiben, den Knoblauch würfeln, mit Gewürzen, Kichererbsen und Tomatenmark kurz mitgaren.
3 Mit Zitronensaft abschmecken und mit Korianderblättchen garnieren. Dazu passt Reis.

KÜRBISMARMELADE

1 kg Kürbisfruchtfleisch (Hokkaido) | 50 g Butter | 2 Bio-Zitronen | 500 g Gelierzucker 2:1 | je 1 Msp. gemahlene Nelken, Ingwer und Zimt

1 Das Kürbisfruchtfleisch würfeln, in der Butter 10 Minuten glasig dünsten, dann pürieren. Die Zitronenschale abreiben, den Saft auspressen. Mit dem Zucker untermischen, 5 Min. köcheln.
2 Würzen, umrühren und sofort in heiß ausgespülte Gläser mit Schraubdeckel füllen.

MAGENSCHMEICHLER-SMOOTHIE

1 Banane | 1 Kiwi | 1 Mandarine | 1 Minigurke | ½ grüne Paprika | je 2 Handvoll Spinat und Rucola | ½ TL Zimt | Wasser nach Bedarf

1 Die Zutaten waschen, putzen beziehungsweise schälen und grob zerkleinern.
2 Obst (unten) und Gemüse in den Mixer geben, ca. 1 Min. auf höchster Stufe fein pürieren.

WÄRMEND UND STÄRKEND

Hier sehen Sie einige Zutaten aus unseren Rezepten für Milz und Magen.
Sieht doch anregend aus, oder?

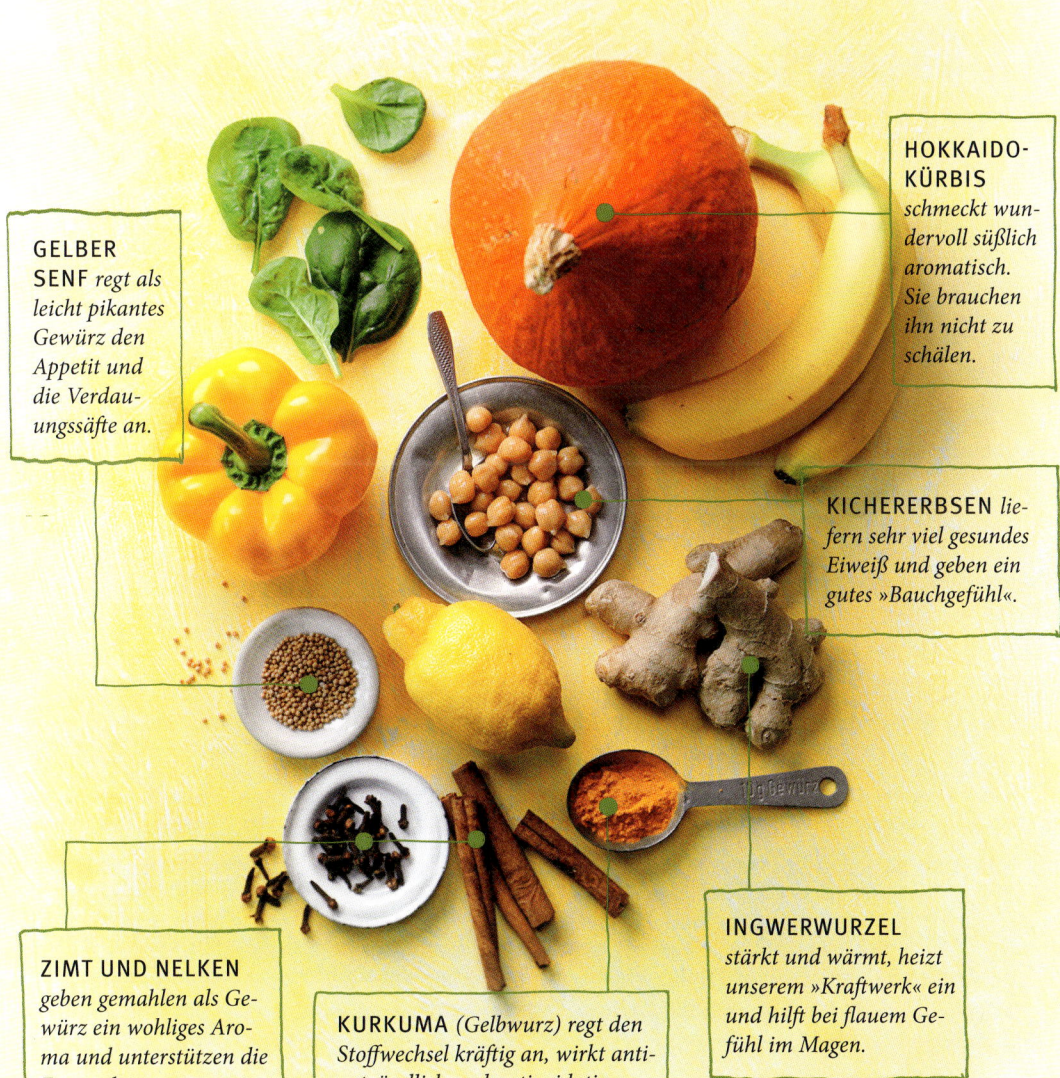

GELBER SENF *regt als leicht pikantes Gewürz den Appetit und die Verdauungssäfte an.*

HOKKAIDO-KÜRBIS *schmeckt wundervoll süßlich aromatisch. Sie brauchen ihn nicht zu schälen.*

KICHERERBSEN *liefern sehr viel gesundes Eiweiß und geben ein gutes »Bauchgefühl«.*

ZIMT UND NELKEN *geben gemahlen als Gewürz ein wohliges Aroma und unterstützen die Fettverdauung.*

KURKUMA *(Gelbwurz) regt den Stoffwechsel kräftig an, wirkt antientzündlich und antioxidativ.*

INGWERWURZEL *stärkt und wärmt, heizt unserem »Kraftwerk« ein und hilft bei flauem Gefühl im Magen.*

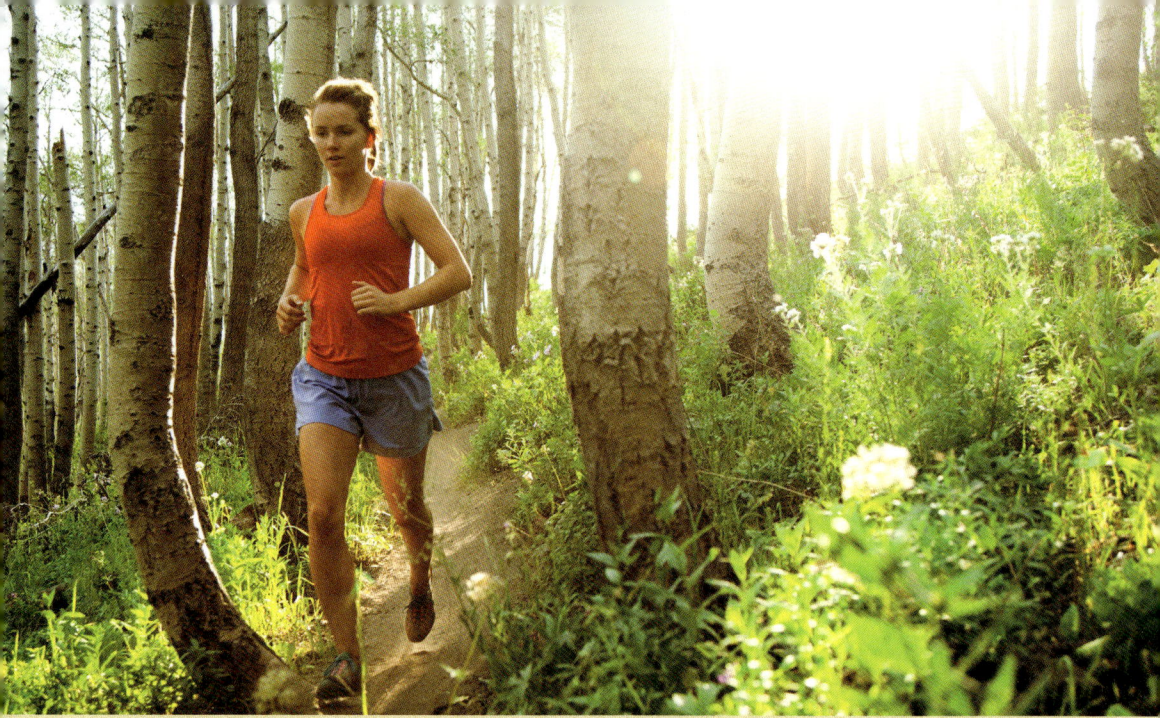

LUNGE UND DICKDARM

Die Lunge ist unser primär lebenswichtiges Organ. Ohne Essen und Trinken können wir eine Weile am Leben bleiben, ohne Atmen dagegen nur wenige Minuten. Dünne Luft – auch sprichwörtlich! – bedeutet eine unmittelbare, überaus akute Einschränkung unserer Lebensfähigkeit. Sie haben es sicherlich schon erlebt, wenn Sie einen heftigen, lang andauernden Husten hatten: Das geht ganz schnell an die allgemeine Lebenskraft.

In der chinesischen Medizin nennt man daher die Lunge die »Quelle des Qi«. Das Qi, unsere Lebenskraft, nehmen wir mit dem ersten Atemzug auf, mit dem letzten beenden wir unser Leben. Aus moderner westlicher Sicht sprechen wir von Sauerstoffaufnahme und -transport in alle Körperzellen. Diese haben auch selbst eine Atmung und geben das Kohlendioxid aus der verbrauchten Luft wieder ab, bis zurück zur Lunge.

Loslassen und festhalten

In der Entwicklung des Menschen im Mutterleib bilden sich in der 4. Schwangerschaftswoche Darmrohr und Lunge aus. Beide Organe haben also denselben Ursprung und ähnliche Grundfunktionen: Es geht um das Aufnehmen und Abgeben. Bei der Lunge um die Aufnahme von Sauerstoff und das Abgeben von Kohlendioxid, beim Darm um das Aufnehmen von Wasser, Abgeben von brauchbarem Nahrungsbestandteilen ins Blut und Ausscheidung von Unbrauchbarem. Beide Funktionen laufen automatisch ab, sind kaum willentlich zu steuern. Die Luft anhalten oder den Stuhldrang unterdrücken geht nur für begrenzte Zeit. Und noch eine Gemeinsamkeit: Beide Organe mögen Regelmäßigkeit und Rhythmus!

Der Rhythmus

In unserem Brustkorb können wir zwei Rhythmen wahrnehmen: das kleine, schnelle Schlagen des Herzens und das eher behäbige, tiefe Heben und Senken des Brustkorbs beim Ein-und Ausatmen. Geben und Nehmen, und dazwischen die Grenzfläche von Haut und Schleimhaut. Wie bei einer Membran lässt diese Grenzschicht das eine hinaus und behält das andere, je nach Bedarf. Ein überaus feines Zusammenspiel von Druck- und Mengenverhältnissen, wie eine fein austarierte Pumpe, die sich je nach Bedarf in beide Richtungen bewegen kann.

In der chinesischen Medizin steht die Lunge darüber hinaus für alle rhythmischen Prozesse, vom Lebens- und Tag-Nacht-Rhythmus bis zur Stuhlentleerung.

Lunge, Darm und Immunsystem

Der Mensch befindet sich vom ersten Atemzug an in ständiger Auseinandersetzung mit der Umwelt. Bakterien, Viren, »Fremdstoffe« natürlicher oder künstlicher Art treffen auf die Grenzflächen Lunge (beziehungsweise die Atemwege, Haut und Schleimhäute) und Darm beziehungsweise Verdauungstrakt. Ein Infekt, den der Körper loswerden will, kann sich an der Haut als Ausschlag, in den Atemwegen als Schnupfen oder Husten und im Verdauungstrakt als Erbrechen oder erschöpfender Durchfall bemerkbar machen. Ein Neugeborenes profitiert noch eine Weile vom im Mutterleib mitgegebenen Immunsystem. Aber bald muss sich sein Organismus allein auseinandersetzen mit guten und schlechten Einflüssen aus der Umgebung. In vielerlei Hinsicht ist dies ein Leben lang so. Bei Kindern reift das Immunsystem vor allem in den ersten 5 bis 6 Lebensjahren. Sie haben vielleicht auch schon festgestellt, wie oft die Kleinen erkältet sind. Dies ist nicht unbedingt ein Zeichen von Schwäche, sondern Ausdruck des Immuntrainings. Junge Erwachsene plagen dann andere Probleme, vielleicht Allergien – häufig Ausdruck von nicht ausgeheilten Infekten oder schlecht vertragenen Impfungen in der Kindheit.

Verbindungen im körpereigenen Netzwerk

Das System Lunge/Dickdarm unterhält zahlreiche, innig verzahnte Verbindungen im Netzwerk des Organismus.

Zusammenspiel mit anderen Organen

Der Brustkorb beherbergt Lunge und Herz. Sie sind eng miteinander verbunden, pumpt doch das Herz »verbrauchtes« venöses Blut mit der rechten Herzkammer in die Lunge, wo es frisch mit Sauerstoff angereichert wird und das überflüssige Kohlendioxid mit der Atemluft verschwindet. Von der Lunge geht's in die linke Hälfte des Herzens. Das Blut bekommt hier noch einmal Schwung vom Herzmuskel, dann steht es als arterielles, »frisches« Blut im großen Kreislauf zur Verfügung. Auch hier ist eine überaus feine Koordination der Funktionen lebensnotwendig. Jede Stauung, jede Schwäche von Herz oder Lunge hat über kurz oder lang Auswirkungen auf das jeweils andere Organ. Das enge Zusammenspiel zwischen Lunge und Herz wird besonders deutlich bei der »respiratorischen Arrhythmie«: Hierbei verändert sich bei jedem Atemzug der Puls. Im Brustkorb befindet sich auch ein wichtiger Teil des Immunsystems: die Thymusdrüse hinter dem Brustbein. Sie trägt gerade in jungen Jahren erheblich zu einem gut funktionierenden Abwehrsystem bei.

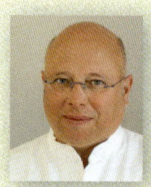
Im Netzwerk Nervensystem

Unseren Atem müssen wir nicht bewusst steuern. Dies geschieht automatisch über ein Nervenzentrum im Hinterkopf, die Medulla oblongata. Eine Vielzahl von Rezeptoren reguliert die Sauerstoffaufnahme und Kohlendioxidabgabe. Es gibt Drucksensoren in der Lunge, an der Halsschlagader, im Brustkorb – und Sensoren, die auf Überschuss und Mangel der beiden Gase und den Säuregehalt des Blutes reagieren. Auch unser vegetatives Nervensystem ist im »Konzert« dabei, der Sympathikus ▶ siehe Seite 19 beschleunigt beispielsweise die Atmung bei Angst und Stress. Dieser Mechanismus ist möglicherweise mitverantwortlich für die Verengung der Luftwege bei Formen des Asthma.

REFLEXZONEN DER LUNGE

An der Halswirbelsäule im Nacken treten Nerven aus der Wirbelsäule aus, die reflexartig die Atemwege beeinflussen können. Vom 5. Halswirbelkörper bis 1. Brustwirbelkörper reicht die Region, wo ein Therapeut mit Akupunktur, Schröpfen, Quaddeln oder Massagen auch auf die Bronchien und die Luftröhre Einfluss nehmen kann.

Hormone beeinflussen die Lunge

Auch Hormone beeinflussen die Atmung und wirken aufs Immunsystem. Die Stresshormone aus der Nebenniere beschleunigen den Atem und wirken über den Sympathikus auf die Lunge. Sie beeinflussen die Entzündungsbereitschaft und die Produktion von Abwehrzellen in Blut und Lymphe. Progesteron führt in der 2. Hälfte des Menstruationszyklus zur Mehratmung. Auch in der Schwangerschaft bewirken Hormone vermehrte Atmung und somit Sauerstoffzufuhr.

INFO

LUNGE UND WASSERHAUSHALT
Über die Atemluft wird ca. 1 Liter Flüssigkeit pro Tag ausgeschieden. Bei trockener Heizungsluft, bei erhöhter Körpertemperatur und bei Sport oft weit mehr. Deshalb ist »Nachschub« umso wichtiger.

Ständiger Austausch

Produktiv, effektiv sein, sich nach außen darstellen – das sind die Forderungen der modernen Welt. Alle diese Anstrengungen gehen nach außen und immer nur vorwärts, bis hin zum Burnout. Viel zu wenig beachten wir unseren Körper und das In-sich-Hineinfühlen – Männer noch viel weniger als Frauen! Die meisten von uns kümmern sich erst dann wirklich einmal um sich selbst, wenn die Seele oder der Körper sie dazu zwingt, doch selbst dann versuchen viele, ein möglichst gutes Bild abzugeben und »business as usual« zu treiben. Unser Zeitgeist erlaubt uns scheinbar keine Zeit für das Nach-innen-Horchen. Doch hier liegt ein großer Irrtum, denn ein harmonisches Gleichgewicht kann unsere Leistungsfähigkeit mittel- bis langfristig enorm steigern. Dieser Lebensaspekt wird in der chinesischen Medizin auch der Lunge zugesprochen: Das Gefühl weist die Richtung nach innen, zum Körper hin. Nur über unseren Körper können wir fühlen. Horchen Sie in sich hinein: Wo wird in Ihrem Körper Ihre Seele spürbar? Wo reagieren Sie bei Stress, Überforderung, Anspannung, Angst, Trauer oder Sorgen? Ihre Schwachstellen zeigen meist auch deutlich, welches Organsystem anfällig ist. So können jahrelange diffuse Missempfindungen im Oberbauch Vorboten von Magengeschwüren oder Gallensteinen sein, starke prämenstruelle Beschwerden und Blutungsschmerzen können spätere Gebärmuttermyome ankündigen. Wenn Sie ein Ohr für sich selbst haben, können Sie gegen viele Erkrankungen rechtzeitig etwas tun. Eine Angelegenheit der Lunge ist aus Sicht der TCM auch die Sensibilität bei Schmerzen und die Reaktionsfähigkeit des Immunsystems. Wenn etwas nicht richtig ausheilt, etwa wenn aus einer Erkältung eine chronische Nasennebenhöhlenentzündung wird, ist das System Lunge als Ganzes gestört. Sie »haben die Nase voll«, weil Sie etwas nicht ausscheiden und loslassen können.

Bindungen jeglicher Art

Übertragen wir die körperliche Funktion von Lunge und Dickdarm auf andere Bereiche des Lebens: Aufnehmen und Abgeben – das kann sich auch auf zwischenmenschliche Beziehungen auswirken. Ebenso wie die Bereitschaft zu Veränderungen im Leben, vom Akzeptieren des Wechsels der Lebensphasen bis zum Verabschieden lieb gewordener Gegenstände. Bindungen zu anderen Menschen sollten gehalten, aber auch je nach Situation wieder losgelassen werden. Manche Menschen bleiben in alten, nicht mehr passenden Bindungen gefangen, manche können gar keine Bindungen eingehen. Das Natürlichste ist der Mittelweg. So wie eine gesunde Lunge und ein gesunder Darm unverkrampft und unblockiert ihre Aufgaben erfüllen, sollte der Mensch seinen natürlichen Rhythmen folgen. Was wir nicht mehr »im Griff haben«, was uns nicht mehr gut tut und uns hemmt, das sollten wir ohne Bedauern vollständig loslassen.

Trennung und Trauer

Das Leben verläuft in Wellenlinien, aufwärts und abwärts. Jeder Wechsel bedeutet Ablösung vom Vergangenen und Zuwendung zum Neuen. Trennungen von den Liebsten, von den Eltern und den Kindern sind die schmerzlichsten und tiefgreifendsten Einschnitte dieser Art, vor allem wenn der Tod seine Endgültigkeit demonstriert und somit das Leben seine Flüchtigkeit. Was den Zurückgebliebenen bleibt, ist die Erinnerung und die Trauer – aus Sicht der chinesischen Heilkunde auch eine Empfindung, die von einer guten Lungenfunktion abhängig ist. Trauer legt sich auf die Brust, sie lähmt die Atmung. Nicht selten erlebe ich auch, dass Trauernde über Schlafprobleme klagen, etwa gegen 5 Uhr. Das ist nach der Organuhr die Zeit zwischen Lunge und Dickdarm. Die Trauernden befinden sich dann in der Phase zwischen dem Betrauern des Verlustes und des zurückgebliebenen »Lochs«, der Leere, und dem Loslassen, das auch durch die geistigen Aspekte des Dickdarms gefördert wird. Trauer muss sein, sie braucht Zeit, um in der Tiefe etwas zu bewirken: das Wertvolle des Vergangenen zu bewahren, herauszufiltern und für das eigene Leben zu nützen. Trauer bringt eben mehr Wertschätzung für die Einmaligkeit und Echtheit der Gegenwart.

Grenzen erkennen und über-schreiten

Für uns ist das Wandern in den Bergen immer ein erhebendes »Metall-Erlebnis«. Die Enge in den Tälern, der eingeschränkte Horizont … und dann die fast unendliche Weite auf dem Gipfel!

Wachsen und sich weiterentwickeln bedeutet, immer wieder die Grenzen des eigenen Handelns, Wissens und der Erkenntnis zu erfassen, um sie dann erweitern zu können. Der Horizont eines Teenagers ist nicht mehr der eines Kleinkindes, mit 60 haben wir einen anderen Horizont als mit 30 – alles zu seiner Zeit. Die Triebfeder zu Weiterentwicklung und Erkenntnis ist die Neugier, aus Sicht der TCM eine Qualität der Nieren. Vertrautes gibt Sicherheit, Fremdes und Unbekanntes erweitert den Spielraum. Das können die teils geheimnisvoll scheinenden Inhalte der chinesischen Medizin sein wie Fengshui (Geomantie), das Orakelwesen des Yijing, Astrologie, Zahlenmystik oder auch Formen der Religion, die uns Grenzen überschreiten lassen. Das Reisen, Kennenlernen fremder Kulturen und Sprachen lässt uns die Weite unseres Lebens erahnen.

Was uns die Luft nimmt

Die Aufnahme von Luft, also Sauerstoff, ist unmittelbar lebensnotwendig. Jede Atemwegserkrankung geht über kurz oder lang »ans Eingemachte«: Kraftlosigkeit, eine leise

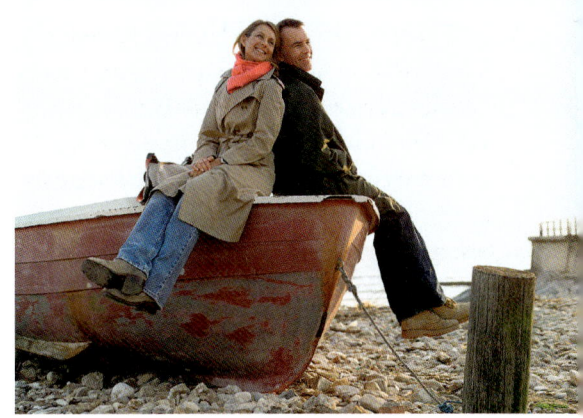

Auf zu neuen Ufern! Erweitern Sie immer wieder Ihren Horizont und bewahren sich Ihre Neugier.

Stimme, großes Schlafbedürfnis und Müdigkeit sind Zeichen einer Schwäche der Lebensenergie Qi. Die Lunge mit den Atemwegen ist die »Frontlinie« in der Verteidigung gegen krank machende Stoffe oder Energien aus der Umwelt. Umgekehrt macht sich eine Gesamtschwäche des Systems oft in einer Abwehrschwäche bemerkbar.

Auch Blockaden und Fehlsteuerungen, bei denen die Lunge sich nicht mehr gleichmäßig und frei bewegt, schwächen unser Kraftpotenzial. Dies kann geschehen eben durch Ansammlungen an der »Grenzlinie« wie hartnäckiger Schleim oder Reizhusten, aber auch durch Blockaden von innen. Anspannung, emotionale Abwehr, unterdrückter Ärger und innerer Druck können gerade die Ausatmung blockieren und sogar spastisch-asthmatische Probleme auslösen.

Ein lebendiger Rhythmus bedeutet Leben

»Einmal Yin, einmal Yang, das ist der Weg der Welt (Dao)«, so heißt es in einem Weisheitsbuch der alten Chinesen. Harmonie ist nicht die spannungslose Null-Linie, wie wir es im Westen verstehen. Harmonie aus der Sicht der alten Chinesen besteht aus dem ständigen Wechsel des Daseins von einem Lebensaspekt zum anderen. Tag und Nacht, Sommer und Winter, Ruhe und Bewegung, hell und dunkel. Langlebigkeit und Gesundheit stellen sich ein, wenn Sie dieses Auf und Ab des Lebens annehmen und leben. Beide Seiten verdienen Aufmerksamkeit, und durch diese Wertschätzung kommen sie (wieder) ins Gleichgewicht.

Jede Störung in unserem Organismus zeigt uns eine Disharmonie, das heißt, ein Teil unserer Lebensdynamik ist »steckengeblieben«, wurde blockiert oder erschöpft. Eine Entzündung, die nicht ausheilt. Ein hoher Blutdruck, der trotz Stressreduzierung oben bleibt. Ein Herzjagen ohne Belastung. Eine »verschleppte« Erkältung. Ein seelisches Tief ohne offensichtlichen Auslöser.

INFO

ANZEICHEN FÜR PROBLEME DER LUNGE

Dies sind die häufigsten Symptome bei Problemen der Lunge:

- Schlafstörungen in der Zeit zwischen 3 und 5 Uhr morgens
- allgemein anfällige Atemwege. Dies kann sich äußern in Allergien, Niesanfällen, Heiserkeit und häufigen, oft auch hartnäckigen Infekten.
- häufige Asthmaanfälle, besonders zur Lungenzeit zwischen 3 und 5 Uhr
- Atemnot und eine leise Stimme

Außerdem können auch die folgenden Symptome auftreten – sie haben aus Sicht der alten Chinesen sehr viel mit der Energie der Lunge zu tun:

- teils juckende Hautausschläge und Hautentzündungen
- Suchtverhalten vom Rauchen bis hin zur Esssucht
- verstärkte Druckempfindlichkeit am Daumen/Endpunkt des Lungenmeridians oder Schulterschmerzen

Auf der psychischen Ebene stehen Lungenprobleme in Verbindung mit:

- Bindungs-, Beziehungs- sowie auch Abgrenzungsproblemen
- Problemen beim Ordnunghalten und Strukturieren
- Gefühlen von tiefer Traurigkeit und Melancholie

Der Partner Dickdarm

Die Funktionen des Dickdarms werden in der modernen Medizin so beschrieben:

- letzte Station der Wasser- und Mineralienrückresorption, Eindickung des Stuhls
- von einer mehr oder weniger gesunden Bakteriengemeinschaft besiedelt
- Speicherung und Transport des Stuhls
- Ausscheidung von festen Verdauungsrückständen

Die Bakterienbesiedlung, oft »Darmflora« genannt, leistet in Dick- und Dünndarm einen wichtigen Beitrag zum Immunsystem. Der Darm steht in einer Linie mit der Lunge (die in der Embryonalzeit aus ihm entstanden ist). Beide bilden ein System, das für die Gesundheit sehr wichtig ist, auch weil die Schleimhäute von Verdauungstrakt und Atemwegen im Rachen ineinander übergehen. So können bei Magenproblemen beim Aufstoßen und Einatmen Keime in die Lunge geraten; Bronchialschleim wird oft geschluckt und kann den Magen belasten.

Transportwerkzeug Peristaltik

Den Weitertransport der Nahrungsreste erledigt der Darm mithilfe der Muskulatur in den Darmwänden. Sie schnürt sich in ringförmigen Kontraktionen ein, die sich nach unten fortsetzen und den Inhalt voranschieben. Besonders aktiv ist die Peristaltik morgens zwischen 5 und 7 Uhr (»Dickdarmzeit« nach der Organuhr) sowie nach dem Essen.

Sensible Darmschleimhaut

Die Resorptionstätigkeit des Dickdarms wird angeregt durch den Parasympathikus und gebremst durch den Sympathikus. Daher bekommen wir manchmal Durchfall bei Aufregung, Stress und Angst.

Die Darmschleimhaut lässt normalerweise nur Nährstoffe in die Lymphe und ins Blut. Schädigt eine erhöhte Aktivität des Sympathikus längerfristig den Darm, kann die Schleimhaut auch für Bakterien durchlässig werden. Hartnäckige Darmentzündungen sind die Folge, aber auch beispielsweise das Leaky-Gut-Syndrom (durchlässiger Darm).

Aus Sicht der TCM

Unbrauchbares wird eliminiert. Das unglaublich effiziente Kraft- und Heizwerk Mensch reduziert große Nahrungsmengen auf einen kleinen Rest in der Toilette. Im übertragenen Sinne bedeutet dies, dass wir alles Aufgenommene gründlich und optimal verdauen sollten. Sowohl gehetzte Oberflächlichkeiten als auch unverdaulicher Ballast belasten und schaden uns.

Sie haben bereits gelesen, dass die Milz leicht verdauliche Nahrung braucht. Doch energetisch gehaltvoll soll unsere Nahrung auch sein. Gönnen Sie sich immer wieder etwas Anspruchsvolles, an dem Sie wachsen und von dem Sie profitieren. Gehaltloser Ballast bedeutet viel Abfall, aber wenig Nutzen, ob beim Essen oder bei Gesprächen und anderer geistiger Nahrung!

GEIZ, VERSTOPFUNG UND DURCHFALL

Aufnehmen und loslassen – der Darm entleert das, was wir nicht brauchen, was nicht von unmittelbarem Nutzen für den Organismus ist. Je ärmer und bedürftiger wir sind oder uns fühlen, desto mehr wollen wir behalten. Je voller, satter und überfüllter, je schmutziger wir uns fühlen, desto mehr ist es nötig, Ballast loszuwerden. Sehr häufiger Stuhlgang weist auf Überfülle oder Überlastung, Verstopfung auf eine innere Leere hin, die wir durch Festhalten zu füllen versuchen. Dies betrifft Körper, Geist und Seele!

SAUBERKEIT FÜR DARM UND HAUT

Das Element Metall hat eine besondere Beziehung zur Farbe Weiß. Weiße Kittel sollen nicht umsonst Reinheit, aber auch Distanz signalisieren. Klarheit und Reinheit: Diese Lebensaspekte charakterisieren das Element Metall, so wie die Lunge verbrauchte Luft (Kohlendioxid, aber auch Mundgeruch) abatmet und der Darm übel riechenden Stuhl ausscheidet. Lunge und Darm sind für die innere wie für die äußere Sauberkeit zuständig, und dies auf allen Ebenen des menschlichen Daseins.

Eine Ansammlung von »Schmutz«, von unverdaulichen Energien und Schlackenstoffen kann sich auch auf der Haut bemerkbar machen. Sind doch Haut und Schleimhäute wichtige Ausscheidungsinstanzen, die durch innere und äußere Faktoren belastet und blockiert sein können.

INFO

ZEICHEN FÜR PROBLEME DES DICKDARMS

- Verstopfung, die sich auch in den frühen Morgenstunden nicht löst
- Durchfälle
- Beschwerden im Bauchraum wie Bauchschmerzen, Bauchgrummeln und Blähungen
- Hautprobleme wie unreine oder empfindliche Haut, Neurodermitis, Psoriasis, Ekzeme

Außerdem können auch folgende Symptome auftreten:

- eine ständig mehr oder weniger geschwollene oder sehr trockene Nasenschleimhaut

Auf psychischer Ebene stehen Dickdarmprobleme in Verbindung mit:

- Unfähigkeit, sich aus einer eingefahrenen Lebenssituation zu befreien
- übermäßiger Sparsamkeit oder Habgier, aber auch Verschwendungssucht
- übermäßigem Reinlichkeitsbedürfnis oder »Messie-Naturell«

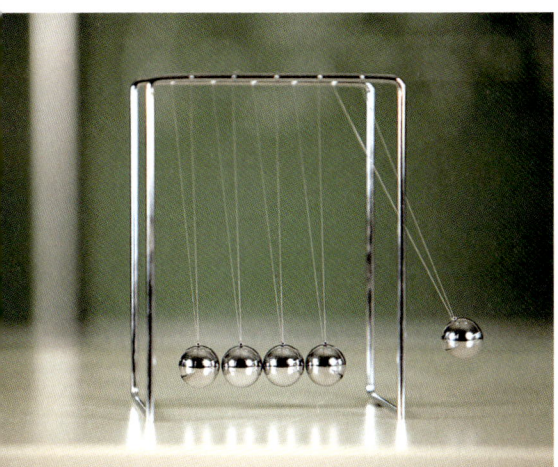

Rhythmus und Struktur: Das Element Metall bringt Ordnung in die Unwägbarkeit.

Lunge und Dickdarm in Balance

Das Element Metall steht für Struktur, Klarheit und Eindeutigkeit. Doch das Leben lässt sich nicht immer eindeutig gliedern und ordnen, sondern es beschert uns jederzeit Überraschungen, wirbelt unsere Pläne und Vorstellungen oft genug durcheinander. Benötigt wird dann das flexible, anpassungsfähige Element Metall, aufnehmend, strukturierend, dann aber auch loslassend und die weite Unfassbarkeit der Welt erahnend. Rhythmus, Bewegung und Struktur – diese Elemente sollten Sie in Ihrem Leben stärken, wenn Sie die Lunge und mit ihr das »Metall« in sich fördern wollen. Ordnung und Chaos müssen sich die Waage halten. Eine gute Möglichkeit dafür ist Musik. Ihre rhythmischen Aspekte stärken unseren inneren Rhythmus. Wer selbst singt oder ein Blasinstrument spielt, kräftigt auch körperlich die Lunge. Probieren Sie es doch erst mal »heimlich«, dann mit anderen zusammen …

Aura-Soma: für Klarheit und Ausgewogenheit

Den Lungenbereich unterstützen gleich zwei Farbessenzen, sie können auch im gleichen Zeitraum angewendet werden.

WEISSER POMANDER

In allen Situationen, in denen mehr Klarheit und Transparenz gebraucht wird, hilft der weiße Pomander, den Blick auf das Wesentliche zu richten und den Fokus zu halten. Er befreit von Ballast und bringt Leichtigkeit. Bei emotionalen Verwicklungen und mentalem Stress verhilft er zu Durchblick.

GOLDENER POMANDER

Er weckt das Gefühl für Ausgewogenheit, schärft Urteilsvermögen und Gerechtigkeitssinn. Er hilft Ihnen dabei, sich Ihre innere Weisheit ins Bewusstsein zu bringen und so Ihr Selbstvertrauen und Selbstbewusstsein zu stärken. Indem er Konkurrenzverhalten mindert, bringt er Ihre innere Strahlkraft hervor. Der goldene Pomander ermöglicht es Ihnen, alte Lektionen zu verstehen und spirituelle Demut zu erlangen.

Bachblüten: Loslassen und abgrenzen

Besonders zwei Bachblüten haben sich bewährt, um den Lungenbereich zu stärken und Sie damit auch bei Ihrer persönlichen Weiterentwicklung zu unterstützen.

ROCK WATER

Sie sind überaus diszipliniert und neigen in vielen Lebensbereichen zum Perfektionismus? Dadurch überfordern Sie sich ständig und vernachlässigen dabei Ihre eigenen wahren Bedürfnisse. Oft stehen Sie sich selbst im Weg, aufgrund Ihrer festgelegten Vorstellungen und eines Mangels an Flexibilität. Das Leben einfach zu genießen und Lebensfreude zu empfinden, das erleichtert Ihnen Rock Water, das natürliche Quellwasser.

CENTAURY

Sie kümmern sehr um andere, können nur schlecht Nein sagen und verlieren dadurch Ihre eigenen Wünsche und Bedürfnisse, Ihr Lebensziel völlig aus den Augen? Lassen Sie sich nicht mehr ausnutzen und vereinnahmen und fühlen Sie sich nicht mehr für alles verantwortlich! Centaury, die Blüte des Tausendgüldenkrauts, hilft Ihnen dabei.

Heilpflanzen: Wunden schließen und Schädliches loswerden

Viele verschiedene Hielpflanzen helfen der Lunge, jede auf ihre ganz eigene Art. Unsere Lieblingsmittel stellen wir Ihnen hier vor.

CALENDULA-URTINKTUR

Die leuchtend orangegelbe Ringelblume schließt Wunden und Verletzungen, frische ebenso wie alte, körperliche ebenso wie seelische. Wie ein schützender, heilender Balsam legt sie sich um die Seele und ermöglicht uns, mit Schmerz und Trauer abzuschließen und auf unserem Lebensweg weiterzugehen. Nehmen Sie von der Calendula-Urtinktur 3-mal täglich 5 Tropfen ein.

SCHACHTELHALM-URTINKTUR

Diese entwicklungsgeschichtlich uralte Pflanze hilft, wenn Ihnen die Struktur im Leben abhanden gekommen ist. Der Schachtelhalm (Zinnkraut) wirkt mangelndem Ordnungssinn, unklarem Denken oder fehlendem Organisationstalent entgegen. Dies spiegelt sich auch im klar strukturierten Aufbau der bekannten Wiesen-, Weg- und Waldpflanze. Schachtelhalm kann aber auch helfen, wenn Sie sich im Gegenteil an starre Strukturen klammen, streng nach Normen und Ordnungen leben. Die Pflanze bringt dann mehr Flexibilität in Ihr Leben. Nehmen Sie von der Equisetum-Urtinktur 3-mal täglich 5 Tropfen ein.

FRISCHER MEERRETTICH

Der »Kren« (so wird er in Bayern und Österreich genannt) hilft dem Immunsystem im Kampf gegen Bakterien und Pilze. Seine Senfölglykoside wirken wie ein pflanzliches Antibiotikum, sie blockieren die Vermehrung von Krankheitskeimen. Nehmen Sie täglich 1 TL frischen Meerrettich zu sich. Kaufen Sie ihn frisch auf dem Gemüsemarkt und schälen Sie jeden Tag nur ein so langes Stück, wie Sie abraspeln. Danach die Stange in eine Papiertüte verpackt in den Kühlschrank legen. Fangen Sie am besten schon vor Beginn des Winters mit der Einnahme an, um das Immunsystem abzuhärten. Ebenso wirkt Kren zuverlässig bei akuten Blasenentzündungen. Bei einem empfindlichen Magen oder Darm sollten Sie vorsichtig sein und mit kleinen Mengen beginnen.

EIBISCHWURZELTEE

Der feine Tee kann Husten, Bronchialkatarrh und sogar Brustfellentzündungen lindern. Ein Kaltauszug aus Eibischblüten (in einer Kanne Wasser einige Stunden ziehen lassen), dem Badewasser zugegeben, lässt wunde Haut schneller und besser abheilen.

PROPOLIS-TINKTUR

5 Tropfen Propolis (Bienenkittharz) auf ein Glas warmes Wasser als Gurgellösung hilft bei Halsschmerzen und beugt ihnen vor. Sie können Propolis auch einnehmen, entweder als Urtinktur (3-mal täglich 3 Tropfen) oder homöopathisch als D2 (3-mal täglich 3 Tropfen oder Globuli), dann wirkt es auch gegen Darmpilze. Dies kann sinnvoll parallel zu einer Antibiotikabehandlung oder im Anschluss daran sein, wenn Sie merken, dass Ihre Verdauung gelitten hat.

ZWIEBELSÄCKCHEN

Bei Ohrenschmerzen hacken Sie eine halbe mittelgroße Zwiebel klein und dünsten sie kurz in etwas Öl an. Wickeln Sie die Stückchen in ein Mulltuch und legen Sie das Säckchen noch warm auf das betroffene Ohr. Sie können das Zwiebelsäckchen auch mit Stirnband oder Mütze fixieren, sodass Sie entspannt liegen können. Bei beginnenden Entzündungen oder leichten Ohrenschmerzen kann es oft Schlimmeres verhindern. Bei einer akuten Mittelohrentzündung oder Innenohrentzündung mit stechenden Schmerzen sollten Sie aber zum Arzt gehen!

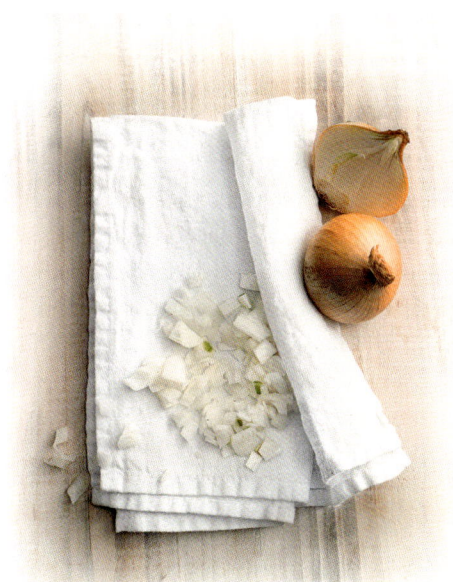

Das Zwiebelsäckchen ist eines der bewährtesten Hausmittel bei Ohrenbeschwerden.

SENFMEHL-FUSSBAD

Bei hartnäckiger Erkältung und festsitzendem Schleim helfen ansteigende Fußbäder mit gelbem Senfmehl (Vorsicht bei empfindlicher Haut!). Setzen Sie sich auf den Rand der Wanne oder verwenden Sie einen kniehohen Eimer. Beginnen Sie mit körperwarmem Wasser (36 bis 37 Grad, Badethermometer verwenden!). Fügen Sie dem Wasser den Saft einer unbehandelten Zitrone und 2 Esslöffel Senfmehl (oder auch gemahlenen Ingwer) zu. Geben Sie nun immer wieder eine Kanne heißeres Wasser zu (bis 40 °C). Nach ca. 15 Minuten sollte das Wasser Ihre Waden erreicht haben. Spülen Sie Ihre Unterschenkel mit lauwarmem Wasser ab und ölen Sie sie mit Ringelblumenöl ein. Anschließend ruhen Sie schön warm zugedeckt mindestens eine halbe Stunde.

Aromatherapie

- **Entspannung vor oder nach einem anstrengenden Tag:** Ein Lavendelbad verleiht mit seinem klaren Duft umhüllenden Schutz und beruhigt die Gedanken. 10 Tropfen in 1 EL Honig auf ein Vollbad.
- **Erfrischt und desodoriert nach Anstrengung:** Ein Salbei-Fußbad regeneriert beanspruchte und geschwollene Füße. Regelmäßig angewendet, reguliert es das Schwitzen, macht die Haut wieder zart. Geben Sie 10 Tropfen Salbeiöl in Honig oder Sahne ins Wasser. Alternativ geben Sie eine Kanne starken Salbeitee hinein.

- **Lindernd bei Neurodermitis:** Geben Sie 8 Tropfen Patschuliöl, 2 EL Essig und 200 ml Molke ins Vollbad. Die betroffenen Stellen pflegen Sie anschließend mit folgendem Körperöl: je 50 ml Hagebuttenkern- und Hanföl, je 5 Tropfen ätherisches Öl von Myhrre, Palmarosa, Lavendel, Kamille blau. Nicht auf offene Stellen geben!
- **Entspanungs- und Genussbad:** Träumen Sie im Vollbad mit 4 Tropfen Ylang-Ylang-Öl und 3 Tropfen Muskatellersalbeiöl in einem halben Becher Sahne.
- **Gegen festsitzenden Husten:** Mischen Sie 1 EL Sesamöl (ungeröstet) mit je 2 Tropfen Myrtenöl, Zedernöl und Lavendelöl. Reiben Sie die Mischung im Brustbereich ein. Gerade vor dem Schlafengehen erleichtert die Einreibung das Durchatmen.
- **Lindert Durchfall und Bauchkrämpfe:** Geben Sie je 3 Tropfen Kamillenöl und Zypressenöl in 1 Liter heißes Wasser. Ein Baumwolltuch darin tränken. Warm auf den Bauch legen, darüber ein Handtuch, dann eine Decke. Ruhen Sie so lange, wie die Auflage angenehm warm ist.
- **Bei Halsschmerzen:** Mischen Sie je 1 Tropfen Zitronenöl und Teebaumöl mit 1 TL Essig in einer Tasse warmem Wasser und gurgeln Sie damit. Das desinfiziert und stärkt die Abwehrkräfte.
- **Zum Schutz vor Infekten:** Geben Sie je 2 Tropfen Eukalyptusöl, Thymianöl, Teebaumöl und Zitronenöl in die Duftlampe. Das reduziert die Keime in der Raumluft.

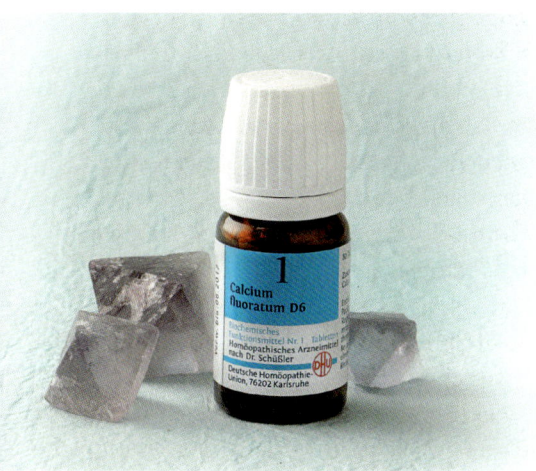

Das Salz Nr. 1 Calcium fluoratum macht Hartes weicher und Weiches härter.

Schüßler-Salze für mehr Struktur

- Wenn Sie festgefahrene Strukturen und Verhaltensweisen auflösen oder Struktur und Form in Ihr Leben bringen möchten, hilft das Salz Nr. 1 Calcium fluoratum D6. Es macht zu Weiches fest, zu Hartes weich und geschmeidig. Typisch für den Bedarf an Nr. 1: Sie wachen oft zwischen 3 und 5 Uhr auf, können sich schlecht konzentrieren und sind von der Furcht blockiert, Ihr Tagespensum nicht zu bewältigen.
- Die folgende **Allergie- und Heuschnupfenmischung** nehmen Sie bereits 3 bis 4 Wochen vor der Heuschnupfenzeit ein. Sie reduziert die Allergiebereitschaft des Körpers, wirkt entzündungshemmend und abschwellend auf Nase, Augen, Bronchien:

- Nr. 2 Calcium phosphoricum D6 10 Tabl.
- Nr. 3 Ferrum phosphoricum D3 10 Tabl.
- Nr. 4 Kalium chloratum D6 10 Tabl.
- Nr. 6 Kalium sulfuricum D6 7 Tabl.
- Nr. 8 Natrium chloratum D6 20 Tabl.
- Nr. 10 Natrium sulfuricum D6 7 Tabl.
- Nr. 24 Arsenum jodatum D6 5 Tabl.

Lösen Sie alle Tabletten in einem großen Glas Wasser auf und trinken es schluckweise über den Tag verteilt. Bei Tropfen nehmen Sie jeweils die doppelte Anzahl.

Homöopathische Helfer

Die richtige Dosierung finden Sie, wenn nicht anders angegeben, auf Seite 39.

- **Befreit die Nase:** Wenn Sie nachts kaum schlafen und tagsüber kaum atmen können, öffnet Sambucus nigra D12.
- **Wenn die Nase ständig läuft:** Egal ob bei einer Erkältung oder bei Heuschnupfen, probieren Sie Luffa D6.
- **Bei Verstopfung:** Wenn weder Ballaststoffe noch mehr trinken Erleichterung bringen, kann Aluminium D4 helfen.
- **Bei Durchfall:** Keine Rohkost, nichts Fettes und Carbo vegetabilis D 6 (bis zu 5-mal täglich 5 Globuli). Sind verdorbene Lebensmittel, zu viel oder zu kaltes Essen die Ursache, hilft Arsenicum album D6.
- **Blähungen, die übel riechen:** Ist der Bauch aufgetrieben und der Stuhlgang breiig, hilft Asa foetida D6.
- **Blähungen, Übelkeit und Verstopfung:** Hier hilft der Ausputzer Nux vomica D6.

HOMÖOPATHISCHE ORGANPRÄPARATE

- **Zur Immunstärkung:** Stärken Sie Ihre Thymusdrüse durch Thymus/Mercurius.
- **Zur Regeneration der Atemwege und Schleimhäute:** Bei akuten und chronischen Erkrankungen der Atemwege, des Kehlkopfs und der Bronchien lindert Bronchi Plantago.

Was sonst noch hilft

ÜBUNG »HEUSCHRECKE«

Legen Sie sich flach auf den Bauch und stützen Sie die Hände seitlich neben der Brust auf. Drücken Sie den Oberkörper nach oben und halten ihn mit überstrecktem Brustkorb 5 Atemzüge lang, dann gehen Sie langsam wieder in die flache Bauchlage.

BAUCHMASSAGE

- Wärmen Sie etwas Olivenöl mit einigen Tropfen Fenchel- oder Kümmelöl in Ihrer Hand an und legen Sie sie auf den Nabel.
- Streichen Sie mit der flachen Hand im Uhrzeigersinn um den Bauchnabel. Lassen Sie die Kreise immer größer werden und dann wieder kleiner bis zum Nabel.
- Kreisen Sie nun mit der Hand langsam im Uhrzeigersinn unter dem Nabel.
- Ölen Sie beide Handflächen ein und streichen Sie auf beiden Seiten vom Brustbein bis zum Nabel abwechselnd nach unten.
- Lassen Sie die Hände noch in der Nabelgegend ruhen, so lange, wie Sie möchten.

TAGEBUCH

Struktur und Rhythmus stärken die Lunge. Was gibt es Besseres, um Struktur in unsere tagesübergreifende Hast zu bringen, als ein Tagebuch zu schreiben? Reflektieren bringt Ruhe, und allein das Schreiben bringt Struktur durch das klares System der Buchstaben und Sätze. So wird das Wesentliche deutlich.

ACHTSAMKEITSÜBUNG

Wo und wann in Ihrem Leben ist es notwendig, Grenzen zu ziehen? Und gönnen Sie es sich auch, Grenzen zu überschreiten?

Akupressur

- **1** **Lunge 1,** an der Brust unterhalb der Schlüsselbeine. Drückend massieren hilft bei Traurigkeit, aber auch bei hartnäckigem Schleim in der Lunge.
- **2** **Lunge 7** an der Seite des Handgelenks. In Richtung Daumen kräftig ausstreichen – das kräftigt und beruhigt die Lunge bei Husten und anderen Atemwegserkrankungen.
- **3** **Blase 57,** an der Rückseite der Waden zwischen den beiden großen Muskeln. Kräftiges Drücken erleichtert Hämorrhoidalbeschwerden sowie Wadenkrämpfe.
- **4** **Dickdarm 11** am Außenrand der Ellenbeuge. Hilft bei »feuchter Hitze«, also bei übel riechenden Durchfällen mit Blähungen und roten, eitrigen, juckenden Ekzemen. Behandeln Sie den Punkt mit dem beruhigenden Griff.

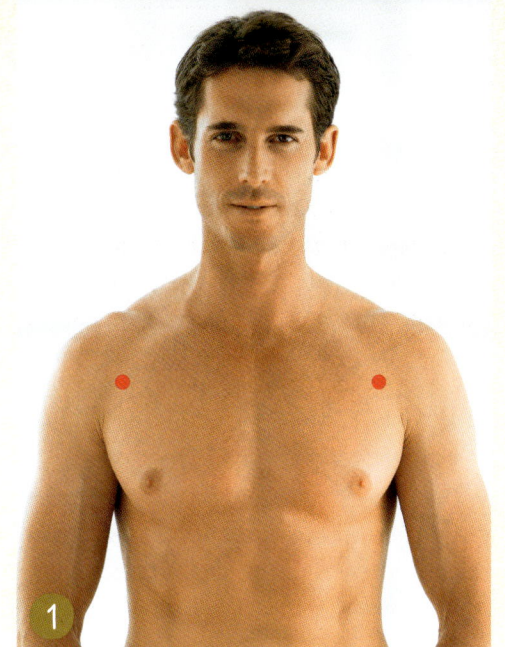

1

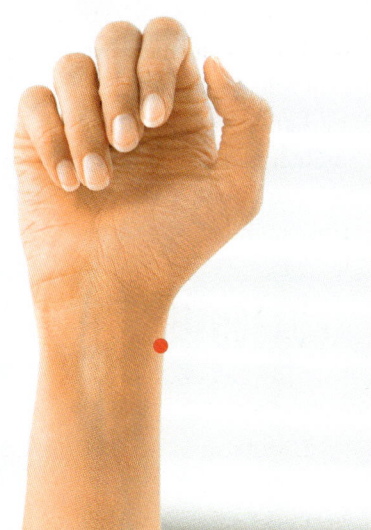

2

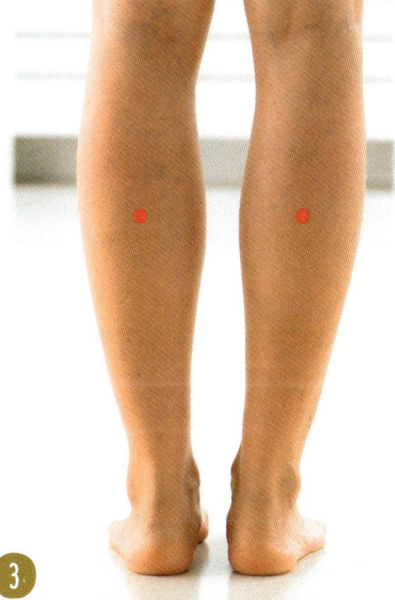

3

4

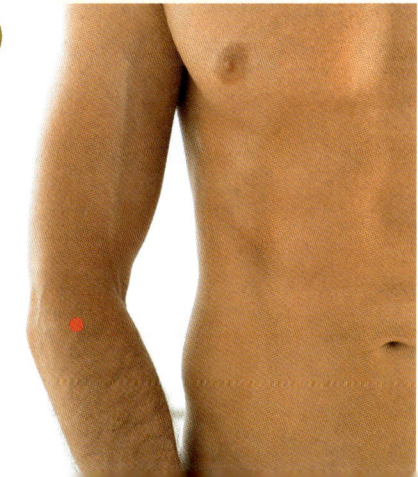

Ernährung, die kräftigt und löst

Dem Element Metall ist die Schärfe zugeordnet. Sie erweitert die Poren und bringt uns zum Schwitzen. Würzen Sie maßvoll mit Chili, weißem Pfeffer, Ingwer und Meerrettich. Der Gegenspieler ist das Saure, dem Element Holz zugeordnet. Scharfes erweitert, Saures zieht zusammen. Weiße Lebensmittel unterstützen die Organsysteme von Lunge und Dickdarm.

Noch ein Tipp: Zur Heuschnupfenprophylaxe essen Sie in der blühfreien Zeit 3-mal täglich 1 TL Bio-Honig, den Sie mit regionalen Blütenpollen mischen.

HILDEGARD-IMMUNLIKÖR

20 g Hirschzungenfarnkraut | ½ l Weißwein | 20 g Zimt | 1 g langer Pfeffer | 50 g Honig

1 Köcheln Sie den Farn knapp 60 Min. im Wein, dann abseihen und die Gewürze dazugeben.
2 Nochmals ganz kurz aufkochen und in eine saubere Flasche füllen.
Tipp: 3-mal täglich 1 EL nach dem Essen stärkt vor allem im Herbst und Frühjahr Ihre Abwehr.

BIRNEN-HUSTENSAFT

2–3 reife Birnen | 2–3 EL Rohrohrzucker

1 Geben Sie die Birnen ganz mit dem Zucker und 200 ml Wasser in einen kleinen Topf.
2 Kurz aufkochen und 20–30 Minuten köcheln.
Tipp: Sowohl die Birnen selbst als auch der Sirup beruhigen gereizte Atemwege.

»DURCHPUTZER«-SMOOTHIE

½ Avocado | ½ gelbe Paprika | ½ Salatgurke | grüne Teile von 1 Lauchstange | 3 Blätter Grünkohl | 5 Stängel Basilikum | ½ Bund Schnitt- oder Bärlauch | 1 Prise Himalaya-Salz

1 Zutaten putzen und grob zerkleinern.
2 Geben Sie das Gemüse in den Mixbehälter, obenauf die übrigen Zutaten. In ca. 1 Minute fein pürieren, bei Bedarf etwas Wasser zugeben.
Tipp: Hilft nach Antibiotika-Einnahme, den Darm zu reinigen, und unterstützt die Frühjahrskur. Trinken Sie 2 Wochen lang 1–2 Gläser pro Tag.

KAROTTENMUS

500 g Karotten

1 Dünsten Sie die geputzten Karotten weich.
2 Passieren oder pürieren Sie die Karotten.
Tipp: Essen Sie das Mus im Lauf des Tages, ansonsten essen Sie heute wenig. So bessern sich Durchfall oder ein gereizter Magen.

LEICHT SCHARF UND LINDERND MILD

Auf diesem Bild sind einige Zutaten aus unseren Rezepten für Lunge und Dickdarm versammelt. Guten Appetit!

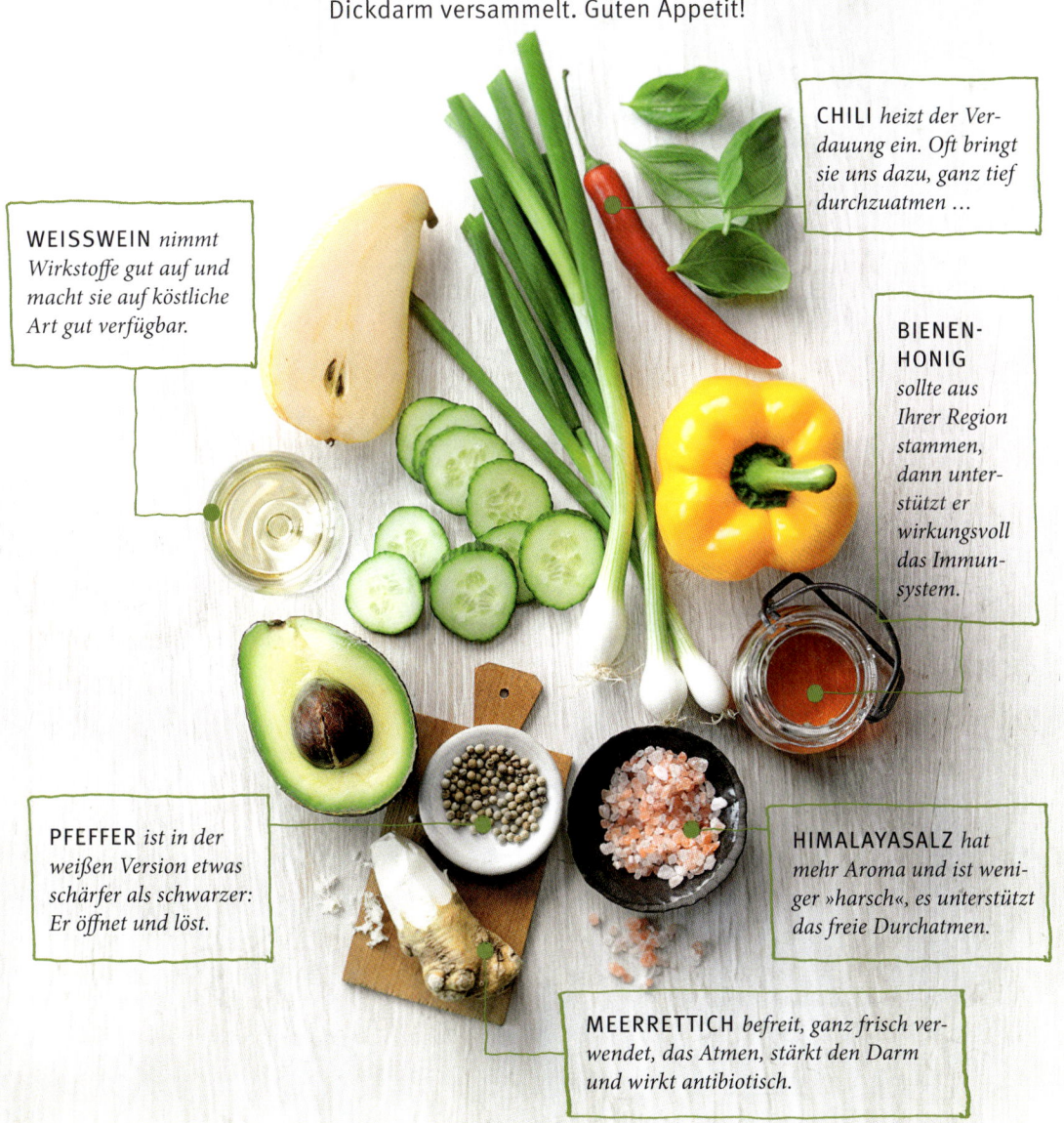

CHILI *heizt der Verdauung ein. Oft bringt sie uns dazu, ganz tief durchzuatmen …*

WEISSWEIN *nimmt Wirkstoffe gut auf und macht sie auf köstliche Art gut verfügbar.*

BIENEN-HONIG *sollte aus Ihrer Region stammen, dann unterstützt er wirkungsvoll das Immunsystem.*

PFEFFER *ist in der weißen Version etwas schärfer als schwarzer: Er öffnet und löst.*

HIMALAYASALZ *hat mehr Aroma und ist weniger »harsch«, es unterstützt das freie Durchatmen.*

MEERRETTICH *befreit, ganz frisch verwendet, das Atmen, stärkt den Darm und wirkt antibiotisch.*

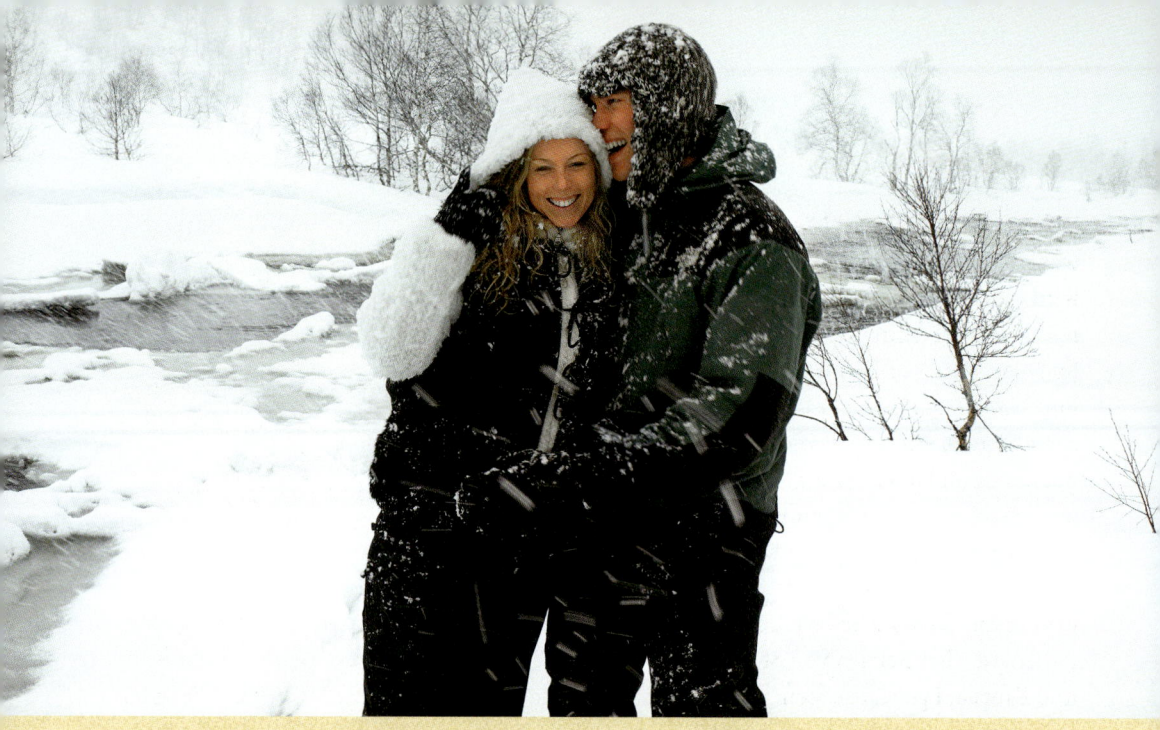

NIERE UND BLASE

Die Nieren und die Blase sind zwei weitere elementare Bausteine im Gefüge unseres Organismus. Sie sind zum einen natürlich wichtige Ausscheidungs- und Entgiftungsorgane. Zudem steuern sie – was weniger geläufig ist – Grundfunktionen im Organismus, von der Körpertemperatur und dem Blutdruck bis zum Kochenaufbau.

Viele Details sind erst in der Neuzeit durch die Forschungen in der westlichen Anatomie entdeckt worden. In der traditionellen chinesischen Heilkunde war die genaue Lage und die Feinstruktur der Organe gar nicht so wichtig, damals kam es mehr auf deren Aufgaben in Körper, Geist und Seele an. Moderne Forschungen zeigen, dass die »alten Chinesen« damit gar nicht mal so falsch lagen. Man kommt immer mehr zu der Überzeugung, dass altes und neues Wissen gewinnbringend vereint werden kann.

Standfestigkeit und Reservoir

Wenn uns etwas an die Nieren geht oder wenn etwas auf Herz und Nieren geprüft wird – dann geht es immer ans »Eingemachte«, an die Wurzeln und die innere Wahrheit, den Kern der Dinge und somit das Fundament, auf dem alles Weitere aufbauen kann. Nieren und Blase sind vergleichbar mit dem Fundament eines Hauses: Es muss noch stabiler sein als Wände und Fußböden der Etagen, da es den gesamten Bau trägt. Wenn die Nieren nicht mehr funktionieren, geht es um die wahrlich elementaren Funktionen, die den Betrieb von Stoffwechsel und Kreislauf gewährleisten.

Die alten chinesischen Ärzte konnten und wollten kaum den Organismus bis ins Detail kennenlernen. Aufschneiden und in Einzelteile zerlegen, das widersprach ihrer Vorstellung, da nur der unversehrte Körper auch nach dem Tod seine »Pflicht« tun konnte: gewissermaßen aus dem Jenseits für die Nachkommen zu sorgen und ihnen bei Problemen im Leben zu helfen. Der Körper war die »gute Herberge« für die unsterbliche Seele.

Links und rechts

Aus Sicht der Traditionellen Chinesischen Medizin gibt es wie in der modernen Medizin zwei Nieren, links und rechts. Jedoch wurden damals die meisten Funktionen, die wir heute den Nebennieren zuordnen, der rechten Niere zugeschrieben – also die um-

> ### INFO
>
> **ZUVERSICHT BRINGT HEILUNG**
>
> Zuversicht, eine Qualität der Niere, ist die entscheidende Geisteshaltung, die den Menschen in Harmonie und zur Gesundheit bringt. Das ist das Geheimnis eines guten Therapeuten sowie vieler verächtlich so genannter »Scheinmedikamente« (Placebos).

fassende Hormonsteuerung. Die linke Niere »kümmerte« sich um den Wasserhaushalt und andere Yin-Aspekte, wie zum Beispiel die grundlegende Fortpflanzungsfähigkeit, die Knochen und das Gehirn.

Niere und Blase im Netzwerk des Körpers

Wie alle anderen Organe arbeiten Niere und Blase nicht isoliert, sondern unterhalten zahlreiche Verbindungen im Körpersystem.

Zusammenarbeit mit anderen Organen

Die bohnenförmigen Nieren liegen ungefähr auf Höhe des Rippenbogens beiderseits der Wirbelsäule. Die beiden Harnleiter ziehen vom Nierenbecken aus als rund 30 Zentimeter lange und nur 2 bis 3 Millimeter dicke Schläuche ins kleine Becken. Dort münden sie in die Harnblase, wobei ventilartige Schleimhautfalten ein Zurückfließen des Urins in die Nieren verhindern – wichtig bei Blasenentzündung, damit die Erreger nicht in die Nieren gelangen! In unmittelbarer Nähe der Nieren befindet sich der Darm, etwas darüber Milz, Pankreas, Leber und im Unterleib davor Eierstöcke und Gebärmutter. Auf den Nieren liegen die Nebennieren auf, die mit Mark und Rinde zentrale hormonelle Aufgaben erfüllen. Die Nieren selbst filtern aus dem Blut wasserlösliche Substanzen, die kleiner als Albumine (Eiweiße) sind. Wasser und Nährstoffe werden später über ein ausgefeiltes Filtersystem zurückgewonnen. Niere und Blase haben viele Verbindungen zu den Geschlechtsorganen, von gemeinsamen Nerven bis zur Hormonsteuerung.

Eingebettet ins Nervensystem

Die Funktion der Nieren wird entscheidend autonom über Sensoren in ihrem feinen Kanalsystem gesteuert. Der Blutdruck, Mineralstoffgehalt und osmotische Druck entscheiden mithilfe dieser Rezeptoren über Ausscheidung und Rückbehalt von Stoffen und Flüssigkeiten. Stress und Aufregung wirken über das vegetative Nervensystem, vor allem durch den Sympathikus, auf die Nieren, entweder durch Hemmen oder Fördern der Wasserausscheidung. Steigt der Blutdruck, wird mehr Urin produziert. Sie kennen dies sicher aus Prüfungssituationen oder von der Aufregung vor einer Reise!

Die Nerven für die Versorgung von Nieren und Blase treten in der gesamten Lendenregion aus dem Rückenmark aus, vom 7. Brustwirbel bis hin zum Kreuzbein in der Mitte des Gesäßes. Das bedeutet, dass man am Rücken, etwa durch Wärme, Massagen oder das Schröpfen, großflächig positiv auf diese inneren Organe einwirken kann.

Rege Hormonproduktion

Bestimmte, im alten China der Niere selbst zugeschriebene Funktionen werden nach heutigem Wissen von den Nebennieren gesteuert. Die Nebennierenrinde ist zuständig für den Mineraliengehalt in Blut und Knochen und die Produktion und Ausschüttung stoffwechselregulierender Glucocorticoide (Cortisol/Cortison) sowie von Sexualhormonen. Das Nebennierenmark reguliert die Stresshormone Adrenalin und Noradrenalin. Die Freisetzung der verschiedenen Hormone wird durch andere Impulsgeber initiiert, wie durch Hormonzentralen in Gehirn und Schilddrüse oder in den Geschlechtsorganen. Das Ganze stellt ein überaus sensibles Sensor-Sender-Empfänger-Regler-System dar. Jeder isolierte Eingriff hat Konsequenzen fürs Gesamtsystem. Vom Arzt verordnete Hormone wie die »Antibabypille« oder Schilddrüsenhormone wirken leider nicht nur dort, wo sie wirken sollen. In der Niere selbst sind ebenfalls Hormone für Steueraufgaben zuständig:

- Renin: Blutdrucksteuerung, startet viele andere Hormone im Körper.
- Erythropoetin: Das aus dem Sportdoping bekannte »EPO« fördert die Bildung von roten Blutkörperchen und sorgt so für bessere Sauerstoffversorgung des Körpers.
- HCC-Hormon: bewirkt den Umbau von Vitamin D3 in seine aktive Form – dazu später mehr.

Von außen werden die Nieren unter anderem gesteuert über Nebenschilddrüse (Parathormon), Nebennierenrinde (Aldosteron), die»Herzohren« im rechten Vorhof (atrialer natriuretischer Faktor) und Hirnanhangdrüse (antidiuretisches Hormon ADH). Ein Wunderwerk an Feinststeuerung!

INFO

DIE »MUTTER DER HORMONE«

Das »böse« Cholesterin ist die Grundlage aller Hormone. In der Nebennierenrinde entsteht aus ihm Pregnenolon, die Grundsubstanz von Progesteron, Cortison und DHEA. Pregnenolon unterstützt die Produktion von Cortison, ist somit therapeutisch anwendbar bei Allergien, Autoimmunerkrankungen, NNR-Schwäche, Entzündungen, Erschöpfungssyndrom und Hypocortizismus. Es wirkt stressmindernd und leistungssteigernd.

Der reibungslose, automatische Ablauf dieser Basisfunktionen gibt uns Sicherheit. Wir schlafen und sind wach, arbeiten körperlich oder geistig, essen mal viel, mal wenig, trinken unregelmäßig, »heizen« den Körper mal mehr, mal weniger – und alles funktioniert! Sind wir krank, kommen von dort aus Heilungsvorgänge in Gang. Können wir uns auf unsere Selbstheilungskräfte verlassen, ist der Kopf frei für die Anforderungen des Alltags. Es kann aber geschehen, dass der Organismus sich nicht allein helfen kann. Wir suchen Unterstützung bei Freunden, in Büchern wie diesem. Der Gang zum Arzt oder Heilpraktiker signalisiert: Meine sichere Basis ist nicht mehr gegeben, ich brauche (vorübergehend) eine Stütze. Jede Erkrankung, bei der wir uns nicht selbst helfen können, ist aus Sicht der TCM ein Niere-Problem.

Aufrecht und standfest

Wer bin ich? Diese Frage stellt sich nicht, wenn man »eins mit sich« durchs Leben geht und seine verschiedenen Identitäten ausfüllt: als Partner, als Eltern, als Chef oder Angestellter, Frau oder Mann, Kind oder Erwachsener, Christ, Moslem oder Atheist, Deutscher, Bayer oder Hesse … Neue Identitäten wie ein neuer Job oder ein Umzug erfordern Wachsen und Selbst-Bewusstsein. Auf körperlicher Ebene drückt sich das im »Rückgrat« aus. Aufrechtes Gehen und Stehen sind Ausdruck guter Nierenenergie.

ZÄHNE UND ORGANE

Unsere Zähne haben eine energetische Verbindung zu den inneren Organen.

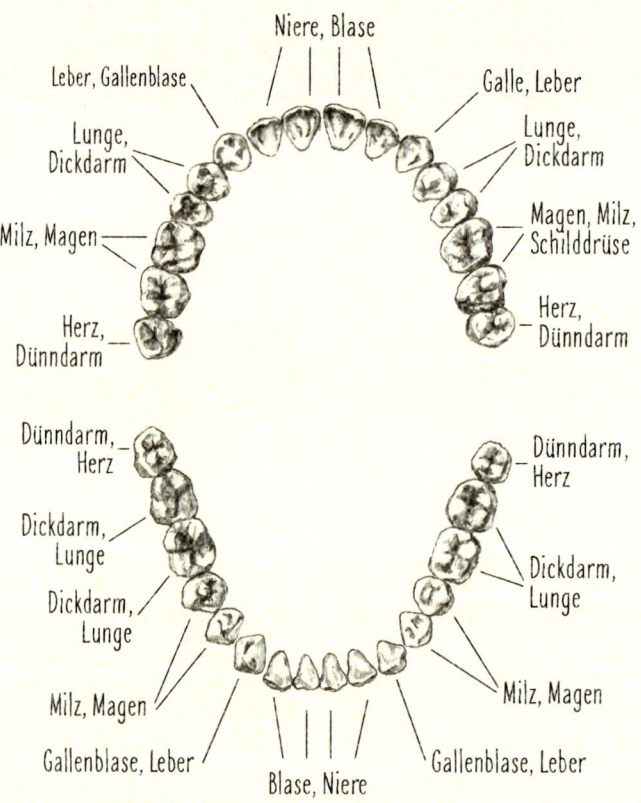

Wenn Ihnen bestimmte Zähne immer wieder Probleme bereiten, der Zahnarzt aber nichts findet, ist es sinnvoll, das zugehörige Organ anzusehen. Häufiger stellen jedoch ein wurzelbehandelter oder abgestorbener Zahn, Wurzelreste oder Entzündungen im Kiefer selbst ein Störfeld dar, das dem Organ Energie entzieht. Bitten Sie Ihren Zahnarzt um Abklärung, wenn Sie bei therapieresistenten Beschwerden einen Zahn in Verdacht haben.

Feste Strukturen

Die Niere ist das Fundament unserer Existenz, und so werden alle dauerhaften, sich nur langsam verändernden Strukturen von ihr beeinflusst: Zähne, Knochen und Nerven. Die Zähne haben wir links angesprochen. Wenden wir uns nun den Nerven zu.

NERVEN: SELBSTWAHRNEHMUNG

Die peripheren und zentralen Nerven sorgen für die selbstverständliche Orientierung im Raum. Patienten mit Schlaganfall berichten darüber, dass sie zum Beispiel eine Körperhälfte gar nicht mehr wahrnehmen und immer wieder mit dem Türrahmen kollidieren. Oder einfach vergessen, den linken Ärmel oder die linke Socke anzuziehen – Teile des Körpers sind einfach nicht da! Probleme dieser Grundfunktion der Orientierung und Standfestigkeit treten auch beim Schwindel auf oder bei Gangunsicherheiten. Dann wird schon der Weg zur Toilette oder das Aufstehen aus dem Bett zum Problem.

KNOCHEN: WACHSTUM DURCH BEANSPRUCHUNG

Hart und fest, aber nur bei genug Beanspruchung: Je mehr die Knochen gebraucht werden, desto stärker werden sie. Fehlende Belastung führt zu Osteoporose, denn warum sollte unser Organismus etwas stark halten, das offenbar gar nicht gebraucht wird! Dieser Faktor ist viel wichtiger als der berühmte Kalzium- und Vitamin-D-Mangel.

Tägliche Bewegung, auch im höheren Alter, erfordert mehr Engagement als die Einnahme von Nahrungsergänzungsmitteln. Sie wird jedoch immer mühseliger, je mehr die Gelenke und Muskeln durch Passivität bereits steif und »verklebt« sind. Sport und Bewegung sind essenziell für die Knochen wie auch für viele andere Funktionen des Körpers sowie für die »liebe Seele«. Der Körper signalisiert uns aber auch, wenn es zu viel

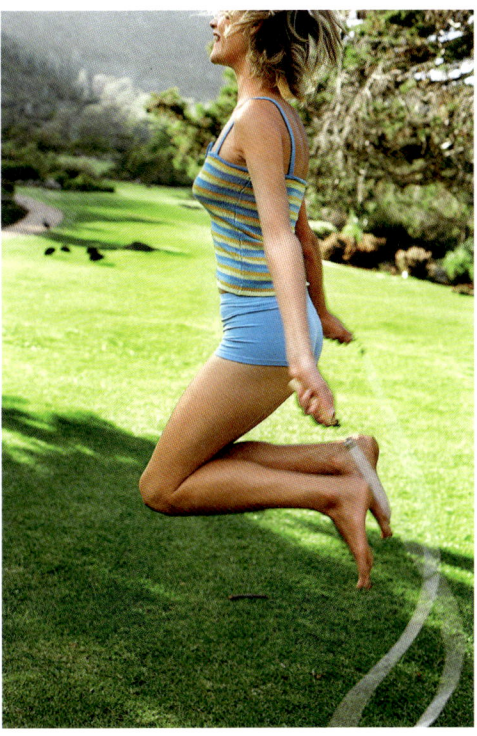

Viel locker-leichte Bewegung und Sonne auf der Haut: So stärken Sie Ihre Basis.

INFO

VITAMIN-D-PRODUKTION

Ohne Sonnenlicht kann der Körper kein eigenes Vitamin D bilden, das für den Einbau von Kalzium in die Knochen wichtig ist. Der Vorgang in seiner Gesamtheit ist sehr kompliziert, wir wollen die wichtigsten Komponenten hier daher vereinfacht darstellen. Die Nieren sind daran beteiligt, aber auch die Leber, die Schilddrüse und der Darm.

- Haut: Aus einem »Provitamin« entsteht durch UV-Strahlen das Calciol (Vitamin D3, Cholecalciferol).
- Blut: Prävitamin D und Vitamin D werden im Blut gebunden.
- Leber: Hier wird aus Calciol Calcidiol.

- Niere: In ihr entsteht aus dem Calcidiol das Calcitriol – die eigentlich wirksame Substanz.
- Darm: Wichtigster Zielort des Calcitriol ist der Darm. Vitamin D fördert die Aufnahme im Darm. Er gibt es weiter ans Skelett. Es wirkt aber auch an Plazenta, Milchdrüsen, Haarfollikeln und Haut.

Knochenentkalkung kann auch entstehen durch ein Ungleichgewicht mit dem in der Nebenschilddrüse gebildeten Parathormon und Zusammenspiel mit dem Calcitonin aus der Schilddrüse! Das ist nicht ganz so einfach, wie es meist dargestellt wird.

wird: Muskelprobleme wie Verspannungen und Verhärtungen zeigen eine Überlastung der Leber an ▸ siehe ab Seite 102. Tun die Knochen weh, geht uns etwas an die Nieren. Dann heißt es: Etwas langsamer treten, bitte! Auch wenn Sie sich nach dem Sport schlechter fühlen als vorher, war es zu viel. Wenn Sie sich immer wieder etwas verstauchen oder gar brechen, sind Sie unvorsichtig, und auch dies ist ein Nierenproblem! Stärken Sie Ihre Niere (siehe ab Seite 94) und verlassen Sie sich beim Maßhalten auf den »Wohlfühlfaktor«, also auf die Signale Ihres Körpers.

Der Mangel an Vitamin D ist in aller Munde, er wird verantwortlich gemacht für zahllose Probleme, etwa mangelnden Einbau von Kalzium in die Knochen. In früheren Zeiten war dies ein Problem, als in den Mietskasernen, Fabriken und lichtarmen Wohnungen die körpereigene Vitamin-D- Produktion mithilfe von Sonnenlicht zu kurz kam. Heute sorgen Feierabend, Urlaube und helle Räume für genug Licht, es sei denn, man lässt kein Sonnenlicht an die Haut, etwa durch lange Kleidung und Hut oder tägliches Eincremen mit starkem Sonnenschutz.

Gute und schlechte Angst

Angst schränkt das Blickfeld ein. Bei Gefahr ist unser Organismus auf Flucht oder Verteidigung, also aufs Überleben, eingestellt. Das bedeutet die Mobilisierung aller Reserven und das Ausblenden von Nebensächlichem. Der Organismus läuft auf Hochtouren: Stresshormone werden ausgeschüttet, Blutdruck und Herzschlag maximiert. Schlaf? Überflüssig. Essen? Nur Zufuhr von schneller Energie (Kohlenhydrate). Fortpflanzung? Nebensächlich. Seit der Steinzeit hat sich daran nichts geändert – nur dass heute die Bedrohungen nicht wilde Tiere, sondern Konkurrenz, Anforderungen und Druck im Berufsleben sind. Da wir die Stressreaktion des Körpers nicht mehr durch Flucht oder Kampf abbauen, bewirkt die Angst eine Verausgabung der in der Niere angesammelten energetischen Reserven. Irgendwann ist der Akku leer. Damit es nicht so weit kommt, müssen wir uns rechtzeitig verlässliche Reserven sichern.

Eine andere Form von Angst ist die Isolation. Diese Angst engt ein, anders als bei der Fluchtreaktion fährt der Organismus sich selbst herunter: Kältegefühle treten auf, vielleicht Unterleibsprobleme wie Blasenentzündungen oder Neigung zu Pilzinfekten, Freudlosigkeit und fehlende Lust am Sex. Die lebensnotwendige alltägliche Vorsicht, Umsicht und Achtsamkeit ist ins Extreme gesteigert – der Mensch verharrt in sich. Risiko und Gefahr gehören zum Leben, absolute Sicherheit ist nicht möglich. Es gehört Mut dazu und Stärke, dies zu akzeptieren. Vieles haben wir selbst in der Hand, anderes kommt überraschend auf uns zu. Ein gewisser Nervenkitzel, der uns neugierig und risikofreudig macht, treibt uns oft zu neuen Erfahrungen. Wir erleben dies zum Beispiel bei vielen Menschen, die überlegen, ob sie ein Kind in diese Welt setzen möchten. Können sie ihm in jeder Lebensphase gerecht werden? Können sie ihm Sicherheit garantieren? Immer brauchen wir Selbstvertrauen, Zuversicht und Achtsamkeit, das sind Aspekte von Herz und Nieren.

Einsam oder nur allein?

Das Element Wasser im Menschen ist zunächst der Mensch für sich allein. Letztlich ist man auf sich selbst angewiesen. Der Organismus mit Körper, Geist und Seele sichert immer zuerst das eigene Überleben. Aber wir sind soziale Wesen, leben von und mit der Umwelt. Wir brauchen nicht nur Luft und Nahrung – vor allem die Menschen, mit denen wir leben, geben uns elementare Impulse zum Weiterleben. Liebe und Herzlichkeit, Freude und Austausch – das sind Aspekte des Herzens ▶ siehe ab Seite 120. Die Niere wird gestützt und genährt durch das Herz. Wenn wir uns zurückziehen, kann dies aus Angst geschehen oder um unsere Reserven zu schonen, besteht doch auch im Zusammensein mit anderen Menschen die Gefahr der Verausgabung. Meist sind es

»feurige« Impulse, die uns aus der Isolation herausholen. Auf der anderen Seite gab es schon immer und in allen Kulturen Menschen, die allein sein wollen, wie etwa die christlichen Eremiten. Sie suchten jedoch nach Gott und lebten in der Verbindung mit ihm. Auch im chinesischen Daoismus ist die Einsiedelei ein Weg, er gilt der Hinwendung zum Einssein mit der Natur und ihren Rhythmen, um sich letztlich mit ihr zu vereinen und im Lauf der Welt (Dao) aufzugehen.

Was uns treibt: Lebensfeuer

Das Lebensfeuer Mingmen ▸ siehe Seite 16 speist in uns die Wärme und Vitalität, die wir brauchen, um voller Energie und Freude durchs Leben zu gehen, es in vollen Zügen zu genießen und uns weiterzuentwickeln. Mingmen wird der rechten Niere zugesprochen. In der modernen Medizin gehören hormonelle Steuerungen durch Testosteron und Adrenalin dazu.

Das Lebensfeuer gibt uns Perspektive und nimmt uns die Angst vor der Zukunft. Es ist die gewaltige Triebkraft, auch der Lebenswille, der im Laufe der Jahrzehnte zwar etwas schwächer wird, aber erst mit dem Sterben erlischt. Er macht uns neugierig, lässt uns mitunter auch zu sehr mit dem Kopf voran durch die Welt sprinten.

Eng mit Mingmen verbunden ist die Libido, die sexuelle Lust. Sie ist die wichtige Voraussetzung für die Fortpflanzung und eine lebendige Sexualität. Die Fortpflanzung an sich hingegen ist vor allem die Umwandlung von Yin zu Yang: Eizelle (Yin) und Samenzelle (Yang) vereinigen sich in der Dynamik des Sex und im nährenden Feuer der Liebe zum Wunder der Entstehung von neuem Leben. So die Vorstellung der »alten Chinesen«, während es in der modernen westlichen Reproduktionsmedizin etwas anders, weniger wundersam gesehen wird. Dennoch – dieser Aspekt der Nierenenergie von Fortpflanzung und Sexualität ist weit weniger vom Wollen und Können abhängig, als man es sich vorstellt.

Wovon wir leben: Quellen und Reservoire

Die im Zyklus vorangegangenen Elemente Feuer, Erde und Metall (siehe Tabelle Seite 22) schaffen eine Grundenergie, die von drei Quellen gespeist wird: Ein von Geburt an vorhandenes, von den Eltern mitgegebenes Potenzial (wir nennen es heute unseren genetischen Pool) wird beeinflusst durch die Umwelt und die persönliche Entwicklung. Die unmittelbare Kraft bekommen wir über die Atmung, die Lebensenergie Qi, die unablässig in den Meridianen zirkuliert. Die Nahrung, materiell oder geistig-seelisch, sorgt dafür, dass die Reserven stets aufgefüllt werden. Die Milz ▸ siehe Seite 46 ist dafür verantwortlich, dass sowohl die unmittelbar notwendige Kraft zum Leben wie auch Energiereserven und guter Input in jeglicher Hinsicht bereitstehen!

ENTSTEHEN UND VERGEHEN: WAS BLEIBT?

Lassen Sie uns noch ein wenig weiter darstellen, welche Dimensionen das Element Wasser mit dem Organ beziehungsweise energetischen Zentrum Niere aufweist. Die eigene persönliche Geschichte gehört dazu – seien Sie sich also bewusst, wie Sie zu dem geworden sind, was Sie jetzt sind. Gutes und Schlechtes haben Sie erlebt, es hat alles seine Spuren in Ihnen hinterlassen und trägt zu Ihrer ganz persönlichen Basis bei!

Darüber hinaus sind wir auch das Produkt unserer Vorfahren. Da kommen Eigenschaften und Talente der Großeltern bei den Enkeln zum Vorschein. Erziehungsmethoden und Verhaltensweisen werden wie Kochrezepte von Generation zu Generation übermittelt. Nur langsam verblassen diese Spuren, und unser Leben hinterlässt Eindrücke nicht nur bei Kindern und Enkeln.

Ein wichtiges gesellschaftliches Element in ganz Asien ist heute immer noch die Ahnenverehrung. Die Vorfahren nehmen noch, auch wenn sie schon lange begraben sind, Einfluss auf die aktuelle Lebenswelt. Guter und schlechter Einfluss der Ahnen kann die Gegenwart prägen.

Somit gehört ein behutsamer Umgang mit der vergangenen Welt zum Leben – eine Rückbindung auch religiöser Art, die dem zeitgemäßen Voranstürmen eine kleine, behutsame Bremse gibt, die uns Menschen mit mehr Achtsamkeit durchs Leben gehen lässt.

Was uns an die Nieren geht

Die Ärzte im alten China führten Verausgabungen vor allem auf die »fünf Erschöpfungen« zurück:

- Zu viel Sitzen schädigt die Milz.
- Zu viel Stehen schädigt die Nieren.
- Zu viel Sehen schädigt das Herz.
- Zu viel Gehen schädigt die Leber.
- Zu viel Liegen schädigt die Lunge.

Die Fähigkeit zum Sitzen, Stehen, Sehen, Gehen und Liegen ist gleichzeitig der Ausdruck einer guten Organfunktion. Die Essenz der asiatischen Heilkunde und Lebensweise ist die Harmonie. Nicht wie bei uns im Westen das »entweder oder«, sondern stets

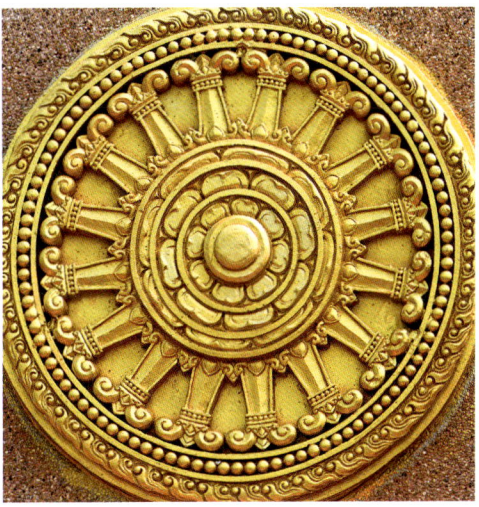

In Ost wie West kennt man seit jeher das Lebensrad als Symbol für das stetige Auf und Ab.

»sowohl als auch«. Exzesse, also das Übermaß, sollen vermieden werden. In unserer heutigen Zeit besteht – auch im modernen China – die Gefahr, dass wir energetisch mehr ausgeben, als wir einnehmen. Unser Streben geht nach außen und nach vorn und zu wenig nach innen und zum Augenblick.

Verausgabung schwächt die Niere

Das Element Wasser ist die Grundlage unserer Existenz. Wasser belebt und kühlt, löscht übermäßiges Feuer. An diesem Bild lassen sich auch die beiden Seiten der Nierenfunktion in der chinesischen Medizin deutlich machen: Kühlung ist wichtig, aber zu viel Kälte lässt einfrieren. Sicherheitsgefühl ist elementar, aber zu viel Angst und Vorsicht lähmt. Libido und Sexualität sind Voraussetzung für die Fortpflanzung, ein Zuviel erschöpft lebensnotwendige Essenzen.

Eine große Gefahr für die ausgewogene Nierenenergie ist die zu starke Betonung der aktiven, dynamischen und innovativen Kräfte, die sich ohne entsprechenden Gegenpart über kurz oder lang verausgaben. In der Sprache der chinesischen Medizin: Wir leben zu sehr im Holz (Leber/Gallenblase) und im Feuer (Herz/Dünndarm), zu wenig in Erde (Milz/Magen) und Metall (Lunge/Dickdarm). Das Ergebnis: Wir verausgaben unsere Ressourcen von Niere/Blase durch Erschöpfung des Elements Wasser.

INFO

ANZEICHEN FÜR PROBLEME DER NIERE

Dies sind die häufigsten Symptome bei Problemen der Niere:
- Erschöpfung, vor allem am frühen Abend zwischen 17 und 19 Uhr
- Rastlosigkeit trotz Müdigkeit
- unangenehme Hitze- oder Kältegefühle, vor allem nachts
- Angstträume
- unwillkürlicher Harnabgang, Einnässen
- unerfüllter Kinderwunsch

Außerdem können auch folgende Symptome auftreten:
- Schwindelgefühle, Schwerhörigkeit oder Tinnitus
- Störungen der sexuellen Lust und der Fruchtbarkeit
- Schlafstörungen
- Rücken- und Knochenschmerzen
- Asthma und Husten

Auf der psychischen Ebene stehen Nierenprobleme in Verbindung mit:
- Ängsten, Panikgefühlen und schierer Verzweiflung
- Unsicherheit

Der Partner Blase

Die Funktionen der Blase sind die Sammlung und Ausscheidung des Harns. Dieser kommt von den Nieren über die langen, dünnen Harnleiter. Die Blase wird von einem kräftigen Muskel umgeben, der von der Beckenmuskulatur unterstützt wird. Zwei Ringmuskeln regulieren den Ausgang. Der eine kann nicht willentlich gesteuert werden und unterliegt dem vegetativen Nervensystem (Vagus-Nerv und Sympathikus), reagiert also auch auf Stress und Anspannung. Er öffnet die Harnblase, und der Urin verlässt über die Harnröhre auf einem kurzen Weg (bei der Frau) oder einem längeren Weg (beim Mann) den Körper. Eine zeitweise Gegensteuerung dieses Schließmuskels ist durch einen weiteren Muskel möglich. Zwischen Harnblase und Geschlechtsorganen bestehen bei Mann und Frau enge Beziehungen. Infekte in beiden Bereichen können sich wechselseitig beeinflussen.

Anders gesehen: die Blase in der chinesischen Medizin

Zwar hat die Harnblase aus Sicht der Traditionellen Chinesischen Medizin die gleichen Funktionen wie aus Sicht des heutigen Erkenntnisstandes. Aber sie beschreibt auch Beeinflussungen und Verbindungen, die uns zunächst nicht so geläufig sind. Da ist zum einen das Immunsystem. Sie haben sicher auch schon die Erfahrung gemacht, dass sich wiederkehrende Infekte vor allem in den Luftwegen oder eben in der Blase bemerkbar machen. Die TCM sieht es so, dass die Abwehrenergie ein »Endprodukt« des Stoffwechsels ist und in der Blase mithilfe der Niere erstellt und »verdampft« wird. Daher: Kalte Füße und ein ungeschützter Lendenbereich können leicht zu Blasenproblemen führen! Die Abwehrenergie der Blase steigt als »Dampf« nach oben zur Lunge und wird von ihr über den gesamten Körper verteilt. Das Immunsystem ist also sehr eng mit der Blasenfunktion verbunden.

Noch komplexer ist eine weitere »typisch chinesische« Verbindung: Blase und Herz sind über den Dünndarm verbunden. Die Folge ist eine vermehrte Durchblutung der Blase und der gesamten Genitalregion bei Zuständen der Verliebtheit, bei Medizinern heute bekannt als »Honeymoon-Zystitis«.

TIPP

DIE LENDEN SCHÜTZEN

Ist die Nierenenergie beeinträchtigt, schwächt das die Lendenregion sowie die Knie. Treten Sie vorübergehend etwas kürzer und schützen Sie Ihre Lenden mit einem Nierenwärmer. Den gibt es auch als modisches, unter dem Pulli herausspitzendes Accessoire in tollen Farben.

DIE »UNTERE ETAGE«

Blase, Geschlechtsorgane und Anus werden in der TCM zu den elementaren Organen der Niere gezählt, sind sie doch allesamt unser Innerstes, etwas äußerst Privates und Intimes. Ihre Themen wie Geschlechtlichkeit und sexuelle Orientierung sind bei uns mit großen Tabus belegt. Erforscht wurden vor allem die weiblichen Geschlechtsorgane erst von einigen Jahrzehnten. Das Wissen bei Frau und Mann um diesen Teil des Körpers ist oft gering, was zu Missverständnissen führt. Im alten China dagegen gehörte etwa der Geschlechtsverkehr bei daoistischen Ritualen zur religiösen Zeremonie.

Niere und Blase in Balance

Alles, was Ihnen »Bodenhaftung« und Standfestigkeit gibt, stärkt die Nierenenergie. Auf der emotionalen Ebene ist das die Bestätigung, die Sie durch Familie und Beruf bekommen, Erfolgserlebnisse, die Ihr tägliches Mühen belohnen. Auch das Gefühl des Eingebundenseins in ein Netzwerk, von Menschen gebraucht zu werden und diese zur Verfügung zu haben. Natur, Region, Landschaft – all dies bringt uns die Sicherheit und Stärke, in der wir uns zu Hause und in voller Stärke finden. Dann können wir auch mal abschalten vom Vorwärtsstreben,

INFO

ANZEICHEN FÜR PROBLEME DER BLASE

Dies sind die häufigsten Symptome bei Problemen der Blase:

- Energielosigkeit und Schwäche in der Zeit zwischen 15 und 17 Uhr
- häufiger Harndrang oder aber Harnverhalt, »Undichtigkeit« bei Angst, Erschrecken, Husten oder Lachen
- Brennen beim Wasserlassen, Entzündungen und Krämpfe der Harnwege
- Inkontinenz und Prostataprobleme beim Mann
- Einnässen bei eigentlich bereits »trockenen« Kindern

- »Nachtröpfeln« von Urin im Alter durch Organsenkung (Niere und Milz mitbehandeln!)

Außerdem können auch folgende Symptome auftreten:

- Rückenschmerzen von unten bis oben, Nackenprobleme
- Zugempfindlichkeit, allergische Probleme in den Augen.

Auf der psychischen Ebene stehen Blasenprobleme in Verbindung mit:

- mangelndem Selbstvertrauen, Misstrauen und Eifersucht

wir können innehalten, uns ruhig einmal langweilen und so Leere schaffen für Neues. Die Niere und Blase zugeordnete Farbe ist Schwarz. Sie steht für Besinnlichkeit, Tiefe und Weisheit – die Farbe der Philosophen.

Aura-Soma: Einblick ins große Ganze

Den Bereich von Niere und Blase unterstützen zwei tiefblaue Farbessenzen, es können selbstverständlich auch beide im gleichen Zeitraum angewendet werden.

KÖNIGSBLAUER POMANDER

Er gewährt tiefe Einblicke in Beziehungen, kann Einsamkeit und Isolation überwinden. Unsere visionären Fähigkeiten werden gestärkt und die Intuition wird geschärft. Auf diese Weise fördert der königsblaue Pomander die Sensibilität und das Verständnis für die kosmischen Zusammenhänge. Zugleich hilft er, sich vom Alltäglichen zu distanzieren und zu bedeutsamen zwischenmenschlichen Beziehungen zu finden.

TIEFMAGENTABLAUER POMANDER

Er regeneriert seelische Kräfte und verbindet Intellekt mit Instinkt. So kann er uns zu Selbsterkenntnis und Erkennen unserer Lebensaufgabe(n) führen. Er bringt die Talente in uns zum Vorschein, die wir verwirklichen sollten, und hilft uns, bei Meditationen auf tiefer Ebene Einsichten zu erlangen, die wir in unser Leben integrieren können.

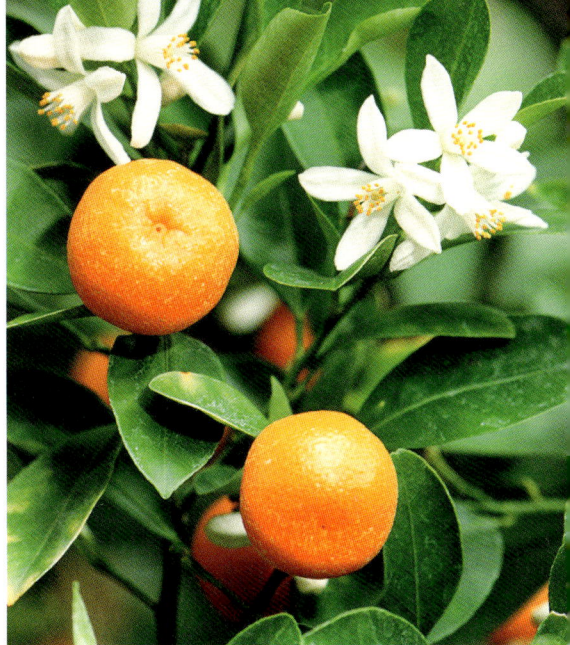

Das betörend duftende, angstlösende Neroliöl wird aus der Blüte der Pomeranze gewonnen.

Aromatherapie

- **Ängste und Depressionen lindern:** Geben Sie in die Duftlampe 3 Tropfen ätherisches Neroliöl und 5 Tropfen Jasminöl. Auch Ihr Schlaf wird dadurch entspannter, Ihre Träume werden angenehmer.
- **Gibt Ihnen mehr »Bodenhaftung«:** Wenn Sie sich entwurzelt fühlen, kann Sie die folgende Mischung in der Duftlampe erden und wieder in die Realität zurückholen: 3 Tropfen Ingweröl, 2 Tropfen Angelikaöl und 2 Tropfen Zedernöl.
- **Hilft bei Prüfungsangst:** Geben Sie beim Lernen und in der Nacht vor der Prüfung 4 Tropfen Neroliöl und 4 Tropfen Geraniumöl in die Duftlampe.

- **Bei beginnender Blasenentzündung:**
6 Tropfen Teebaum-, 4 Tropfen Lavendel-,
4 Tropfen Sandelholzöl mit 2 EL Sesamöl
(ungeröstet) mischen und in ein warmes
Sitzbad (Bidet/Sitzbadeschüssel/Badewanne bauchnabelhoch gefüllt) geben. Baden
Sie möglichst 2-mal täglich 15 Minuten.
Auch ein Vollbad mit diesem Badezusatz
hilft, ermüdet aber die meisten etwas.
- **Schweißfüße »trockenlegen«:** Ein Fußbad
mit 4 Tropfen Zypressenöl und 2 Tropfen
Tannenzapfenöl, gelöst in 1 EL Sahne, täglich 15 Minuten angewendet, kann unangenehme Gerüche vertreiben. Die Fußsohlen sind der Niere zugeordnet, trinken
Sie also viel! Die Handflächen dagegen
sind Herz und Leber zugeordnet, bei
Handschweiß und Ekzemen hilft eine Leber-Kur mit Bitterstoffen ▸ **siehe Seite 116**.
- **Gegen Fuß- und Nagelpilz:** Mischen Sie
15 Tropfen Myrrheöl und 15 Tropfen Teebaumöl in 50 ml Mandelöl. 2-mal täglich
in die betroffenen Stellen einreiben. Fragen Sie auch Ihren Therapeuten um Rat,
denn Pilze sind oft äußere Zeichen eines
inneren Pilzbefalls, sodass Darm- oder
Scheidenflora aufgebaut werden müssen.
- **Scheidenpilz abheilen:** Die notwendige
Behandlung durch einen Therapeuten
unterstützen Sitzbäder mit 6 Tropfen
Teebaumöl und 3 Tropfen Myrrheöl, in
½ Becher Sahne gemischt. Denken Sie
auch an eventuelle Darmpilze, mit denen
Sie sich immer wieder selbst anstecken.

Heilpflanzen geben Mut und Kraft

KAPUZINERKRESSE-URTINKTUR

Haben Sie dauerhaft das Gefühl, Ihnen seien
Erfolg und das große Glück verwehrt, weil
Sie zum Beispiel nicht gut genug aussehen
oder einfach ein Pechvogel sind? Beneiden
Sie erfolgreiche Menschen, statt sich dem
Leben zu stellen und selbstbewusst Ihre eigenen Talente zu präsentieren? Die wunderschöne Kapuzinerkresse wirkt mit ihren heilenden Senfölen nicht nur antibakteriell. Sie
hilft Ihnen auf der seelischen Ebene, aus
dem Schatten zu treten, Mut, Charakterstärke und Charisma zu entwickeln. Leben Sie
nach Ihren eigenen Maßstäben! Nehmen Sie
von der Urtinktur 3-mal täglich 3 Tropfen.

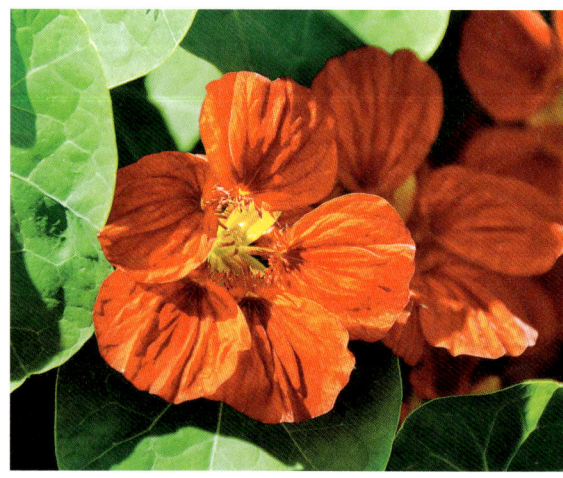

Noch Platz auf dem Balkon? Die genügsame
Kapuzinerkresse fühlt sich dort pudelwohl.

ANGSTLÖSER-TEE

Lassen Sie sich 20 g Passionsblumenkraut, 20 g Orangenblüten, 20 g Melisse, 10 g Pfefferminze und 15 g Baldrianwurzel mischen. 2 TL davon für eine große Tasse, 10 Minuten ziehen lassen und kurmäßig über 6 bis 8 Wochen 3 Tassen täglich trinken.

FRAUENMANTEL FÜR DIE WEIBLICHKEIT

Sie sind nicht sicher, ob Sie Kinder möchten? Für viele Frauen bedeuten Kinder auch die Aufgabe ihres selbstbestimmten Lebens. Frauenmantel hilft, die eigene Identität des Frauseins zu finden, sei es die Hinwendung zur Mutterschaft oder ein Heraustreten aus der Mutterrolle. Frauen, die sich selbst zu sehr auf ihre Rolle als Mutter reduziert haben, können mithilfe der Pflanze mehr Mut zur Weiblichkeit entwickeln. Nehmen Sie von der Urtinktur 3-mal täglich 3 Tropfen.

GRÜNER HAFERTEE »SPÜLT«

Grüner Hafer fördert die Ausscheidung von Harnsäure und anderen Stoffwechselabbauprodukten. Hauptwirkstoff ist Kieselsäure, sie kann die Kristallisation von Harnbestandteilen verhindern und beugt so Gicht und Harnsteinen vor, zudem stärkt sie das Bindegewebe. 2 bis 3 Tassen von 75 g grünem Hafer, 10 g Brennnessel, 10 g Johanniskraut und 5 g Bergfrauenmantel (1 TL pro Tasse), kurmäßig 4 Wochen lang getrunken, ist ideal für eine Entschlackungskur im Herbst und Frühjahr.

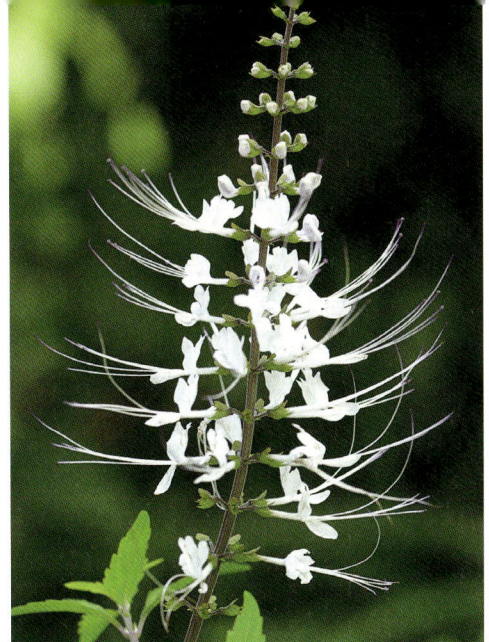

Der Orthosiphon oder Katzenbart aus Asien wirkt wassertreibend und antientzündlich.

PETERSILIENTEE FÜR DIE NIEREN

Zur Pflege der ableitenden Harnwege und zur Vorbeugung von Harnsteinen trinken Sie 2 bis 3 Wochen lang 2 bis 3 Tassen Petersilientee: 1 TL fein geschnittene Wurzel oder 1 EL getrocknete Blätter pro Tasse. Nicht bei Nierenentzündung!

STÄRKENDER NIEREN-BLASEN-TEE

Die Mischung hilft, wenn sich eine Blasenentzündung ankündigt, und stärkt generell die Harnorgane: Lassen Sie sich je 50 g Weidenröschen, Goldrutenkraut, Schafgarbe und Orthosiphonblätter sowie 20 g Taubnesselblüten mischen. 4 TL pro 1 l Wasser. Trinken Sie 1 bis 2 Liter davon pro Tag.

Bachblüten gegen Ängste

MIMULUS

Die Blüte stärkt uns bei Angst vor konkreten und abstrakten Dingen und einer pessimistischen Lebenseinstellung. Sie passt auch, wenn Sie empfindlich auf Reize reagieren und sich unwohl in Gesellschaft fühlen.

PINE

Wenn Sie das Gefühl haben, alles noch besser machen zu müssen, und stets die Schuld bei sich suchen, hilft Pine, zu hohe Ansprüche an sich zu reduzieren, Erfolge zu genießen und endlich selbstbewusst aufzutreten.

Schüßler-Salze für mehr Gleichmut

- **Bei Angst und Unsicherheit** bringt Nr. 5 Kalium phosphoricum die Zuversicht zurück. Ebenso wenn körperliche Beschwerden sich bei geistiger Überanstrengung verstärken oder Ihr Gedächtnis nachlässt.
- **Chronische Blasenentzündung und Reizblase** bessern sich so langfristig: Je 4 Tabl. Nr. 6 Kalium sulfuricum D6, Nr. 11 Silicea D12, Nr. 12 Calcium sulfuricum D6, Nr. 16 Lithium chloratum D 12 in 1 Glas Wasser auflösen, über den Tag verteilt trinken.

Homöopathische Helfer

Dosierung, wenn nicht anders angegeben,
▶ siehe Seite 39.
- Bei **Nierengries und Reizblase** hilft Berberis D 6, am besten in Kombination mit Nieren-Blasen-Tee von Seite 97.

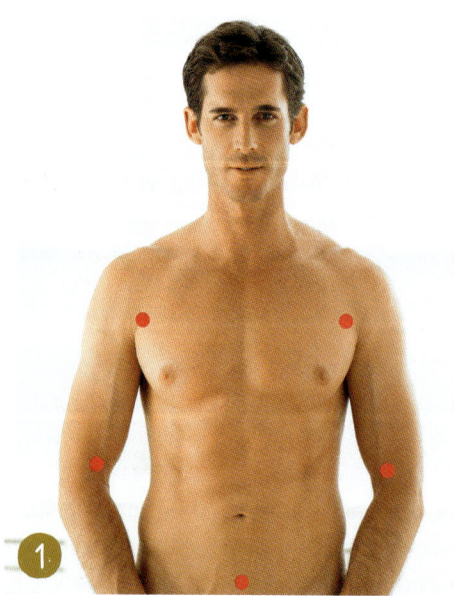

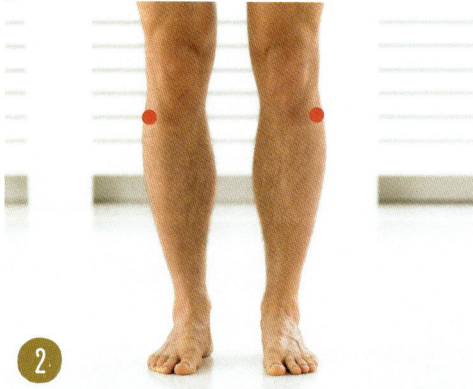

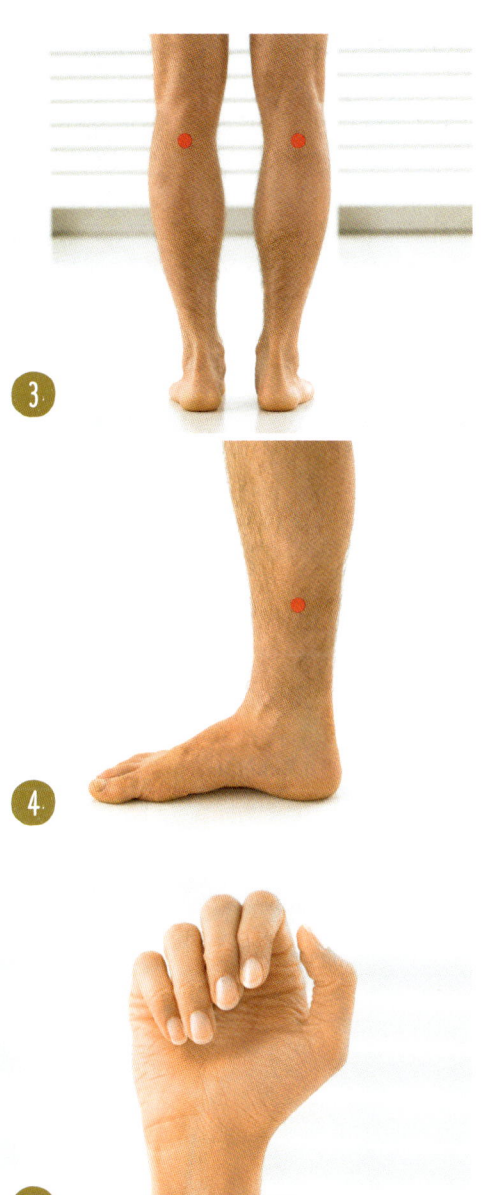

- **Wenn eine Blasenentzündung im An- marsch ist,** es also beim Wasserlassen leicht brennt, ist Cantharis D6, stündlich 3 Glo- buli, und viel Nieren-Blasen-Tee wirksam.
- **Bei Blasenschwäche und Reizblase** mit Neigung zu Inkontinenz helfen Equisetum D6 und Petroselinum D6, auch nach einer Entbindung oder Gebärmutter-OP.
- **Bei nicht hormonell bedingtem Haaraus- fall** ist Thallium D8, einige Wochen 2-mal täglich 5 Globuli, einen Versuch wert.

HOMÖOPATHISCHE ORGANPRÄPARATE

- **Bei akuten/chronischen Ausscheidungs- störungen** unterstützt Renes/Equisetum.
- **Bei Beschwerden während Menstruation, Pubertät, Klimakterium:** Ovaria comp.
- **Chronisch entzündliche Gelenkerkran- kungen** sprechen gut auf Cartilago comp. an. Nehmen Sie es längerfristig ein.

Akupressur

- ① ② **Ren Mai 4**, zwei Daumenbreit über dem Schambein, zusammen mit Magen 36 unterm Knie bei nächtlichem Einnässen drücken, dabei legt der Partner die Hände übereinander auf Ihren Unterbauch.
- ③ **Blase 40** unter der Kniekehle bei Len- denschmerzen kneifen, zugleich die Len- denregion mit der flachen Hand reiben.
- ④ **Milz 6** eine Handbreit überm In- nenknöchel erleichtert die Menstruation.
- ⑤ **Pericard 6**, zwei Daumenbreit überm Handgelenk, bei Angstzuständen drücken.

Was sonst noch hilft

Balancieren Sie öfter einmal auf einem Bein oder über einen liegenden Baumstamm! Das fördert das innere und das äußere Gleichgewicht – ebenso wie die folgende Übung.

ACHTSAMKEITSÜBUNG

Wo sind Ihre Wurzeln? Sie haben Gutes und Schlimmes erlebt und sind so zu der Person geworden, die Sie jetzt sind. Alles gehört zu Ihnen. Das ist Ihre Basis, die Nierenenergie. Erinnern Sie sich, reisen Sie in die Vergangenheit, auch zu den Meilensteinen und Wendepunkten in Ihrem Leben!

Ernährung, die Ihre Basis stärkt

Die folgenden Lebensmittel wirken besonders stärkend und förderlich:

- **Bohnen** gelten nicht nur wegen ihrer nierenähnlichen Form als Tonikum für die Nierenenergie, sie enthalten auch viel Eiweiß und viele Mineralien. Eine kräftig gewürzte Bohnensuppe stärkt die Verdauung, und es treten keine Blähungen auf.
- **Walnüsse** senken das »schlechte« Cholesterin LDL, beugen Herz-Kreislauf-Erkrankungen vor, bauen Entzündungen in den Blutgefäßwänden ab und scheinen vorbeugend gegen Brust- und Prostatakrebs zu wirken, wie Forscher berichten.
- **Der peruanischen Maca-Wurzel** werden positive Effekte auf körperliche und psychische Belastbarkeit zugeschrieben. Studien bestätigen eine Steigerung der sexuellen Lust sowie ein gestärktes Immunsystem, weiter soll Maca Depressionen und chronische Müdigkeit lindern. Nehmen Sie kurmäßig 2 bis 3 g pro Tag in Kapselform ein.

ZWIEBEL-»TEE«

2 frische Zwiebeln | ½ Teelöffel schwarzer Pfeffer (frisch gemahlen) | 1 TL Honig

1 Die Zwiebeln schälen, im Ganzen mit dem Pfeffer in 300 ml Wasser 15 Minuten köcheln.
Einnahme: Bei Kältegefühlen, zur Schleimlösung und bei Schwäche frisch zubereitet mit Honig trinken.

ANTI-KALK-SMOOTHIE

5 Karotten (schwarzlila oder orange) | 2 Büschel Gerstengras | 1/2 Rote Bete | 1 Stängel Rote-Bete-Grün | 1 EL Zederkernöl

1 Die Zutaten ggf. putzen, grob zerkleinern und im Mixer fein pürieren.
Einnahme: Hilft beim Abbau von Kalk- und Harnsäureablagerungen in den Gefäßen, fördert die Ausscheidung von Gallen- und Nierengries. Immer wieder 2 Wochen lang nachmittags zur Niere-Blase-Zeit zwischen 15 und 19 Uhr trinken.

ERDEND UND KRÄFTIGEND

Diese Lebensmittel aus unseren Tipps und Rezepten links stärken
Niere und Blase, Ihre Basis.

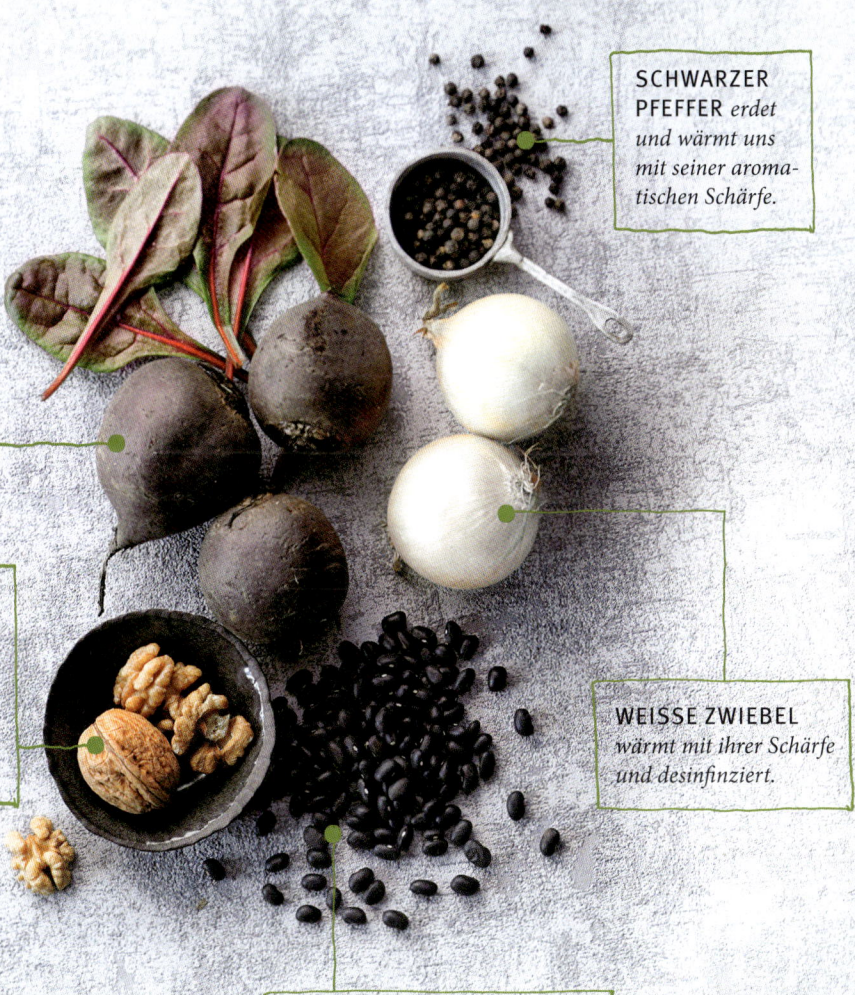

SCHWARZER PFEFFER *erdet und wärmt uns mit seiner aromatischen Schärfe.*

ROTE BETE *liefert, samt Grün verwendet, eine Fülle an Mineralstoffen und Antioxidanzien.*

WALNÜSSE *wirken antientzündlich und bringen Proteine, Vitamine und wertvolle Omega-3-Fettsäuren mit.*

WEISSE ZWIEBEL *wärmt mit ihrer Schärfe und desinfiziert.*

SCHWARZE BOHNEN *sind Mini-Ebenbilder der Niere und stärken sie: als Suppe, Püree, Salat …*

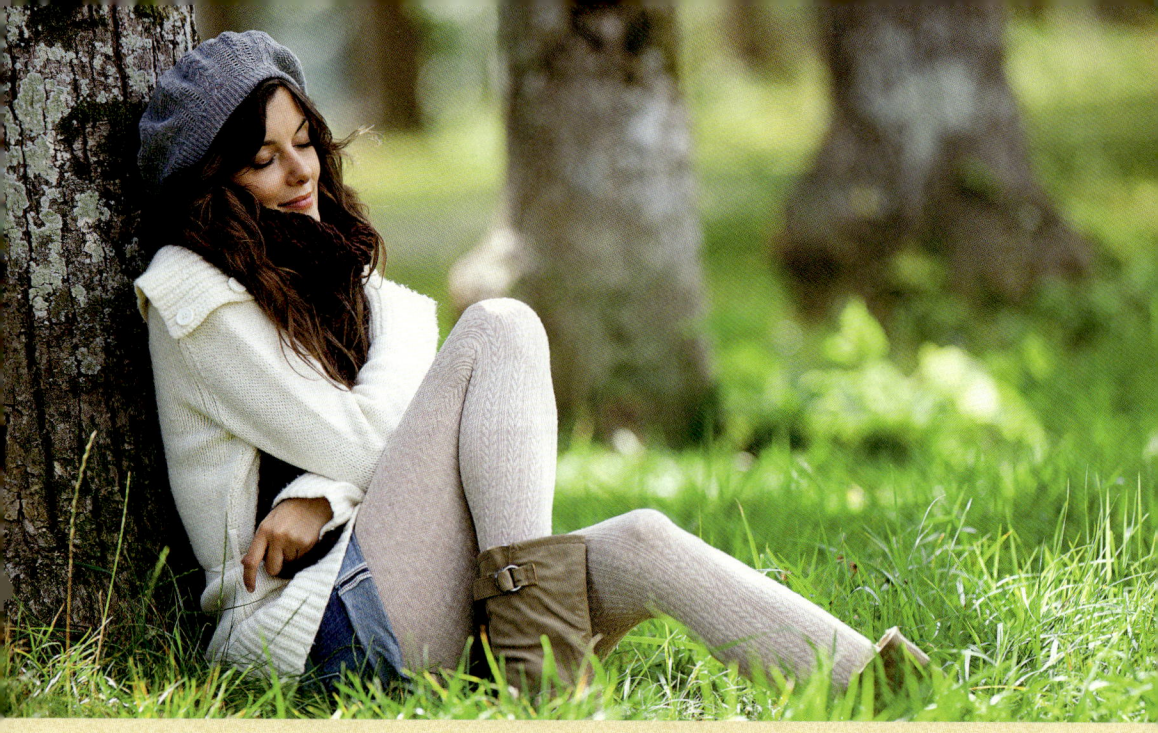

LEBER UND GALLENBLASE

Leber und Gallenblase – wir verbinden mit diesen beiden Organen vor allem die Gefahr von möglichen Schädigungen durch Alkohol und andere Gifte. Und von Infektionen, die man sich unter Umständen auch in einem zwielichtigen Milieu holen kann. Die Leber ist aber im körpereigenen Netzwerk das wichtigste »Zentrallabor«, in dem komplizierte Aufbau- und Abbauprozesse vor sich gehen. Ein überaus aktives Organ, das hinter den Kulissen – die Leber selber schmerzt nicht! – seine Aufgaben erfüllt. Mit unglaublicher Effektivität und Fähigkeit zur Selbstheilung wächst (einem Buchtitel zufolge …) die Leber mit ihren Aufgaben. Das heißt aber keinesfalls, dass wir sie überlasten sollen! Behandeln Sie Ihre Leber achtsam und vermeiden Sie alles, was auch aus Sicht der Traditionellen Chinesischen Medizin dieses »Zentrallabor« schädigen kann.

Aufbau und Abbau

Alle Stoffe, die unsere Verdauung aufnimmt, gehen über kurz oder lang zur Leber, eine Zwischenstation für nahezu alle aus dem Darm resorbierten Stoffe, die über die Pfortader zu ihr geführt werden. In der Leber findet dann entweder eine Entgiftung von toxischen, schädlichen Stoffen oder eine komplizierte Aufbauleistung statt.

Die Entgiftung kann auf zwei Wegen erfolgen: über die Niere und den Harn oder über die Gallensäfte und den Darm/Stuhlgang. Die Aufbauleistung ist sehr umfangreich:

- Kohlenhydrate (Zucker) werden aus Stärke hergestellt.
- Eiweiß (für Gewebe und Immunsystem) wird aus Aminosäuren aufgebaut.
- Kohlenhydrate, Fett, Vitamine und Blut werden gespeichert.

Das nunmehr mit Nährstoffen angereicherte Blut gelangt von der Leber aus zum Herzen. Dort kommt in der oberen Hohlvene die nährstoffreiche Darmlymphe dazu. So wird der gesamte Körper mit den lebensnotwendigen Bausteinen und Energie versorgt.

Recycling oder Entsorgung?

»Ein jedes Ding ist Gift, allein die Dosis macht's!« Das hat schon vor über 500 Jahren der Arzt und Alchemist Paracelsus gesagt. Es bewahrheitet sich immer wieder: Jedes Übermaß an aufgenommenen Nahrungsmitteln kann schaden, mal mehr, mal weniger. Denken Sie an Pflanzen wie Fingerhut (Digitalis) oder Maiglöckchen, die in sehr kleiner Menge tödlich oder heilsam wirken können. Sogar ein gebräuchliches Nahrungsmittel wie Kohl – in der Nachkriegszeit stellte sich heraus, dass dieses ansonsten so gesunde Gemüse, langfristig im Übermaß genossen, zum »Jodräuber« wird und somit die Schilddrüsenfunktion stört.

Bedauerlicherweise hat sich in der Vergangenheit auch bei einigen Heilpflanzen herausgestellt, dass sie bei längerer oder übermäßiger Einnahme Giftwirkung haben, deshalb sind sie nicht mehr verfügbar. Selbst Eis der Sorte Waldmeister darf nicht mehr das echte Kraut enthalten!

Die gesunde Mitte finden

Achten Sie aus den genannten Gründen darauf, dass Sie bei allem, was Sie sich zuführen, Maß halten, und sorgen Sie für Abwechslung. Auch Heilkräutertees sollten Sie – es sei denn, Ihr Arzt oder Heilpraktiker sagt etwas anderes! – nur bis zu 6 Wochen lang einnehmen und dann einige Wochen pausieren oder eine andere Mischung beziehungsweise eine andere Pflanze nehmen. Wenn Sie Ihren Organismus dagegen einseitig belasten, überfordern Sie die Leber in ihrer Entgiftungsleistung. Sie kann dann die Giftstoffe weder unschädlich machen noch ausscheiden – sie bleiben stattdessen im Lebergewebe und richten dort unter Umständen schwere Schäden an.

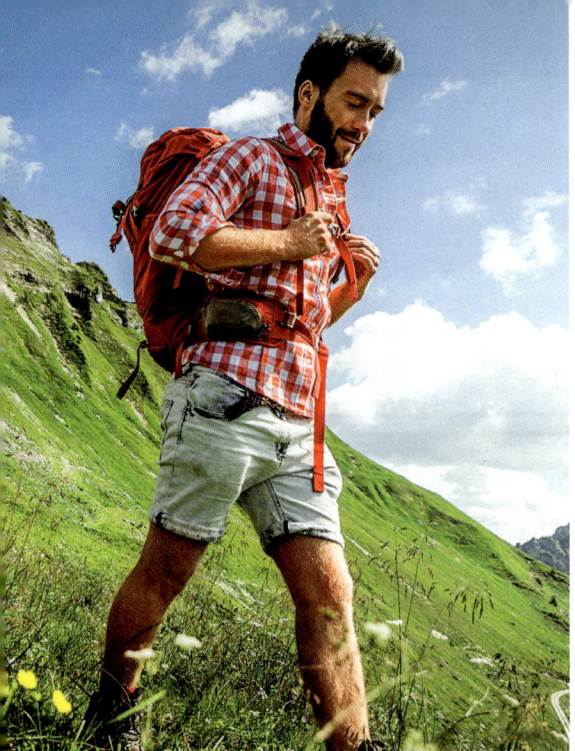

Im eigenen Rhythmus voranschreiten und mit den Kräften haushalten: Das ist Leber-Energie.

Verbindungen im Körpernetzwerk

Die Leber mit der Gallenblase unterhält zahlreiche »ausgeklügelte« Verbindungen im Netzwerk des Organismus.

Zusammenspiel mit anderen Organen

Die Leber liegt im rechten Oberbauch unter dem Rippenbogen, wobei der linke Leberlappen auch weit nach links reichen kann. Berührungspunkte mit anderen Organen

bestehen vor allem nach unten. Dort liegt direkt an der Leber die Gallenblase, es folgen Magen, Dünndarm, Dickdarm, rechte Niere. Da die Leber nicht schmerzempfindlich ist, verspüren wir vielleicht einen sogenannten Kapselschmerz bei Entzündungen, sonst spüren wir ausschließlich die Gallenblase. Eine genaue Unterscheidung von Beschwerden ist nur mit Ultraschall- und endoskopischen Untersuchungen möglich. Die zentralen Aufgaben der Leber sind vor allem vom Darm und dadurch von der Nahrungsaufnahme und somit auch der Aufnahme von Giftstoffen abhängig sowie von der Entgiftungsleistung der Niere. Sie speichert Blut und Eisen, Vitamine und Grundbausteine für viele Körperfunktionen. Die Gallenblase speichert von der Leber umgewandelte Stoffe wie Gallensäuren, Abfallprodukte sowie lebenswichtige Grundstoffe, um sie dann in den Darm abzugeben.

Eingebunden ins Nervensystem

Ruhe und Aktivität haben über das vegetative Nervensystem direkte Auswirkungen auf die Funktionen der Leber: Im Ruhezustand fördert der Parasympathikus die Speicherung von Stärke (Kohlenhydrate) in der Leber als Notvorrat für Belastungssituationen. Bei Stress wird der erhöhte Nährstoffbedarf aus diesem Vorrat der Leber gedeckt. Die Stärke wird dann wieder zu Zucker umgewandelt. So begünstigt Dauerstress einen ständig erhöhten Blutzuckerspiegel.

REFLEXZONEN DER LEBER

Am unteren Ende der Brustwirbelsäule, beim 10. und 11. Wirbelkörper, treten die Nerven aus dem Rückenmark aus, die Leber und Gallenblase beeinflussen. Das ist etwa die Gegend, die Sie noch bequem mit beiden Händen erreichen können. Das Nervensegment reicht bis zur Mittellinie des Bauches. Sie können von außen über Massagen, Einreibungen oder Leberwickel Ihre Leber und Gallenblase harmonisieren und unterstützen.

Hormone: sensibles Steuersystem

Das Stresshormon Cortisol mobilisiert ebenso wie der Sympathikus die Freisetzung von Glukose aus der Leber. Auch andere Hormone wie Adrenalin und die beiden Gegenspieler Insulin und Glukagon aus der Bauchspeicheldrüse haben darauf einen entscheidenden Einfluss. Die Auswirkung von Dauerstress und Anspannung kann langfristig die Entstehung eines metabolischen Syndroms sein: Dann ist das ausgefeilte Steuersystem durcheinandergeraten.

INFO

ALKOHOL: EIN STARKES LEBERGIFT

Auch wenn Wein, Bier und Schnaps bei uns zum Alltag gehören: Der gesundheitliche Schaden ist weitaus größer als bei manch verbotener Droge. In Maßen kann die Leber Alkohol verkraften, aber mehr als ein Schoppen Wein oder ein halber Liter Bier pro Tag überlastet und schädigt sie.

Anspannung und Entspannung

Die Leber ist von zentraler Bedeutung für Aufbau und Tätigkeit der Muskulatur. Eiweiß für den Aufbau der Muskeln und Kohlenhydrate für ihre Aktivität werden in der Leber hergestellt und gespeichert. Aus traditioneller chinesischer Sicht reagieren dann auch die Muskeln auf Leber-Disharmonien, die sich in einem gestörten Verhältnis von Anspannung und Entspannung zeigen. Die Muskeln brauchen beides. Eine Dauerspannung hinterlässt schmerzhafte Blockaden wie etwa Nackenverspannungen: In einer »Angriffshaltung« werden die Schultern dauerhaft hochgezogen, sodass sich Muskeln und Sehnen immer mehr verkürzen. Dies kann auch dazu führen, dass die Muskeln und Sehnen spröde werden und leichter reißen, etwa bei Sportlern, die über die Grenzen ihrer Leistungsfähigkeit gehen, oder beim »Mausarm« von der Computerarbeit, wenn die Muskeln des Unterarms zwar minimal, aber einseitig dauerhaft belastet werden und dies zu schmerzhaften Sehnenentzündungen am Ellenbogen führt. Die Muskeln brauchen Bewegung, aber auch Entspannung, ebenso wie die Leber. Beide

Ursachen von Muskelproblemen			
Symptom	Ursache	Aus chinesischer Sicht	Lösung
Verkrampfung	emotionale Belastung	Blockade von Qi	Bewegung, Ablenkung
Zucken	lang anhaltende Überlastung, Nährstoffmangel	Wind, zu wenig Blut	Mehr Eiweiß und rotes Fleisch essen
Brüchigkeit	lange Überlastung, Ernährungsfehler	Zu wenig Blut, Blockaden	Langsamer Aufbau
Entzündungen	Überlastung	Blockade von Qi durch Kälte/Feuchtigkeit/Hitze	Entlastung, vorübergehend weniger Eiweiß/Zucker

brauchen ihre Ruhe-und Aktivitätsphasen. Gerät das Gleichgewicht der Leber aus der Balance, kommt es irgendwann auch zu tatsächlichen Leberschäden, wie Fettleber, Entzündungen bis hin zur Leberzirrhose.

Sehr wichtig: Bewegung

Unsere Patienten bekommen von uns fast immer »Hausaufgaben« mit auf den Weg. Die Behandlung in der Praxis, etwa mit chinesischen Kräutern, Akupunktur oder einer Entgiftungs- und Entschlackungskur, ist wichtig. Noch wichtiger sind aber Lebensaspekte, die der Patient selbst ändern kann. Disharmonien in der Lebensweise haben fast immer dazu beigetragen, dass ein

Mensch aus seiner gesundheitlichen Bahn geworfen wurde. Kleine Korrekturen sind dann sehr häufig entscheidend für die langfristige Harmonie und Gesundheit! Im Zusammenhang mit Disharmonien der Leber steht neben der Ernährung die Art und Weise der Bewegung im Mittelpunkt. Meist ist Ausdauersport für Leber-Typen das Richtige. Dabei ist Folgendes wichtig:

- Bewegung soll (zumindest nach einer Weile der Gewöhnung) Freude bereiten.
- Sie sollten sich danach besser fühlen.
- Es kommt nicht auf Leistung an, sondern auf die Dauer: zwei- bis dreimal pro Woche jeweils 30 bis 60 Minuten sollten es mindestens sein!

- »Zielgerichtete« Bewegung wie Radeln zur Arbeit gilt nicht, denn da ist der Kopf schon wieder woanders!
- Die Intensität der Beanspruchung öfter wechseln. Beispiel: Spazierengehen, Wandern, Walken und Joggen im Wechsel.

Vom Wollen und Können

Der Wunsch nach immer mehr, nach Beschleunigung und Optimierung setzt uns heute von Kindheit an unter Druck. Die Schulzeit wird verkürzt und vorverlegt, Studienzeiten verschult und eingegrenzt, der berufliche Werdegang hat mit Mitte 40 seinen Höhepunkt zu erreichen. Keine Zeit für Muße, Nichtstun, Durchatmen. Dabei zehrt man von den Reserven, um letztendlich im Burnout zu landen. Die lebensnotwendige Balance von Ruhe und Aktivität ist gestört. Aus Sicht der chinesischen Ärzte ist es die Leber, die das Vorankommen, aber auch das Hinterfragen von Wünschen und Lebensplänen reguliert. Wir wollen viel und stellen meist viel zu spät fest, dass wir einfach nicht mehr können. Druck erzeugt Gegendruck, und darunter leidet die Leber. Horchen Sie einmal in sich hinein, wie Sie bei Druck reagieren und wo er sich im Körper zeigt! Meist drückt es im Oberbauch im Bereich der Leber. Der Magen revoltiert mit Appetitlosigkeit, Aufstoßen und vielleicht Sodbrennen. Irgendwann kann es dann auch zu Gallensteinen oder organischen Schädigungen der Leber wie etwa der Fettleber kommen.

Schaffensdrang und Aggressivität

Voranschreiten, die eigene Kraft entfalten und so die Persönlichkeit, sich selbst entwickeln: Dazu braucht es eine gewisse Angriffslust, eine positive Aggressivität, angetrieben durch Neugier und Tatendrang. Durchsetzungsvermögen gehört auch zur geistigen Kraft der Leber. Der Übergang zur Wut kann dabei fließend sein, und Wut lässt leicht die Kontrolle und das Gesicht verlieren. Die Grenzen des anderen werden dann missachtet und verletzt. Das Holz droht seine zerstörerische Kraft zu entfalten, so wie die junge Pflanze im Frühling den Fels zersprengt. Es sind die beiden Seiten einer Medaille: Die Leber steht für Leistung und Schaffen von Neuem, auf der anderen Seite bedarf sie des Innehaltens, sozialer Verträglichkeit und Achtsamkeit.

MEIN PERSÖNLICHER TIPP

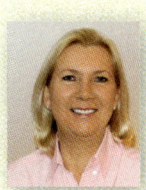

DER DAMPF-KOCHTOPF
Eine Blockade der Leber-Energie lässt sich gut vergleichen mit einem Schnellkochtopf: Wenn er unter Druck steht, kann er kurzfristig über das Ventil »Dampf ablassen«, besser ist es aber, die Temperatur etwas herunterzudrehen!

Entfaltung und Hindernisse

Die Wandlungsphase Holz steht für Dynamik. Sie bringt alles in Schwung, hält es am Leben und in Bewegung. Die Leber garantiert dem Menschen diese Kraft, vorwärtszustreben und seine Potenziale zu entfalten. In den Nieren sind sie angelegt, die Talente und Fähigkeiten, Wünsche und Visionen, die realisiert werden wollen. In der Leber erwachsen die Pläne, die schließlich von der Gallenblase umgesetzt werden. So sieht das Zusammenspiel von Niere, Leber und Galle aus ganzheitlicher chinesischer Sicht aus!

WAS UNSERE PLÄNE DURCHKREUZT

Der Mensch strebt voran in die Zukunft. Die Entfaltung der Persönlichkeit treibt ihn an. So sehr, dass er sich selbst manchmal vergisst und ihm irgendwann der Boden unter den Füßen weggerissen werden kann oder dass er blindlings gegen Hindernisse rennt. Gerne geschieht dies, wenn wir genaue Pläne machen. Oft kommt gerade dann etwas Unvorhergesehenes dazwischen. Je detaillierter wir planen, desto größer sind die Möglichkeiten einer Kollision mit den Plänen unserer Mitmenschen. Nicht zu planen bedeutet mitzuschwimmen. Gleichmäßig, auf der gleichen Höhe, aber ohne überholen oder querschwimmen zu wollen!

Das erinnert mich an meine Chinareisen in den 1990er-Jahren, als noch Hunderttausende von Fahrrädern durch die Straßen strömten. Dicht an dicht, in gleichmäßigem Tempo. Kollisionen gab es kaum – nur wenn ich versuchte, schneller zu sein als die anderen, oder unverhofft zum Abbiegen ansetzte. Bildhaft gesprochen, führt die Kollision der eigenen Vorstellungen und Pläne mit der Mitwelt zu Blessuren – energetisch zu Blockaden. Flexibel »wie ein Bambus«, so sollte die Qualität des Holzes und somit das Leber-Verhalten des Menschen sein: Ein Bambus beugt sich, wenn der Sturm kommt, und richtet sich in der Flaute wieder unbeschadet auf. Manch stolzer Baum dagegen stellt sich gegen den Sturm, bricht und wird bisweilen unwiederbringlich zerstört. Wenn Sie auf Hindernisse im Leben stoßen, schauen Sie nach, ob es eine Hintertür gibt, oder wägen Sie genau Ihre Kraft und Leidensfähigkeit ab. Was ist stärker: Ihr Kopf oder die Wand, gegen die Sie gerade rennen?

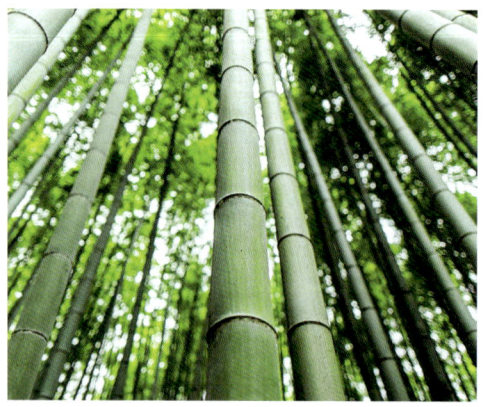

Fest und zugleich biegsam: Mit dem Bambus als Vorbild kommen Sie gut durchs Leben.

Die Augen und der Augen-Blick

Aus Sicht der Traditionellen Chinesischen Medizin hat jedes Organ eine bestimmte Energetik. Die Milz hält das Zentrum, die Lunge bewegt sich nach unten und innen, das Herz lodert nach oben und die Nieren bewahren das Fundament. Die Leber hat eine ausgeprägte Tendenz nach außen und oben, obwohl sie für Gleichmäßigkeit jeder Dynamik im Menschen sorgen soll.

Für diese Öffnung benötigt sie ein Sinnesorgan – das sind die Augen. Wir wissen aus der westlichen Medizin, dass es zum Beispiel bei einer Leberentzündung zur Gelbfärbung der Augen kommen kann. Darüber hinaus erschließen uns die Augen und ihre Sehfähigkeit die Umwelt. Unstete Augen lassen das Ziel verlieren, die Trübung der Sehkraft führt zu Unklarheit und ihr Schwinden zu großer Verunsicherung. Und: Die Augen erfassen den Augenblick, den Moment. Blitzschnell können wir unsere Mitmenschen und Situationen erfassen und darauf reagieren. Wahrnehmung und Reaktion, dies sind Aspekte des Augenblicks.

Wollen Sie diesen Aspekt der Leber trainieren, üben Sie sich in der achtsamen Wahrnehmung des Augenblicks: Wenn Sie essen, dann lesen Sie nicht. Wenn Sie duschen, achten Sie auf das perlende Wasser auf Ihrer Haut und planen Sie nicht schon den Tag. Wenn Sie sich unterhalten, schauen Sie Ihr Gegenüber an. Wenn Sie spazieren gehen, betrachten Sie die Wiesen und Bäume …

DIE TUGEND AUS SICHT DER TCM

In der chinesischen Sichtweise des Menschen finden wir in den inneren Organen nicht nur umfassende Funktionen für Produktion und Verteilung der Lebensenergie Qi, sondern auch Aspekte unserer Seele. Dazu gehören auch Tugenden und moralisch-ethische Verhaltensvorstellungen. Das Element Holz und die Leber stehen für die Tugend des Mitgefühls. Das Mitdenken mit unseren Mitmenschen garantiert, dass der von Natur aus eigentlich radikale Egoismus des Menschen sozial verträglich wird. Wir spüren dadurch die Grenzen unseres ureigenen, legitimen Expansionsdrangs: Unsere Freiheit findet ihre Grenzen in denjenigen unserer Mitmenschen.

Wenn die Leber »heißläuft«

Stress und Hektik lassen uns manchmal ganz vergessen, die Gegenwart zu schätzen. Sicher kennen Sie diese Körperhaltung von sich selbst oder von anderen: Die Schultern hochgezogen, den Kopf nach vorn geneigt stürmen wir voran. Das hat auf Dauer körperliche Probleme zur Folge, nämlich Muskelverspannungen, Nackenbeschwerden und Kopfschmerzen. Es bewirkt auch, dass wir die Früchte des Lebens nicht so richtig ernten können, weil wir immer gleich an das Nächste denken (müssen). Keine Ruhe, kein Nachdenken, keine Reflexion über das, was wir gerade gemacht haben.

Wenn Sie wie in einem Hamsterrad gefangen sind und die ständige Getriebenheit Sie von Tag zu Tag hetzt, besteht aus Sicht der TCM die Gefahr, dass sich die Leber erhitzt. Sie ist überfordert und kann sogar mit leichten Entzündungszeichen reagieren. Es hilft dann nur, die andere Seite des Daseins wahrzunehmen: entspannen, tief ausatmen und einfach nur an sich selbst denken.

Ein kleiner Tipp: Führen Sie ein Tagebuch, schreiben Sie regelmäßig abends auf, was Sie am Tage persönlich Wichtiges oder Besonderes erlebt und getan haben. Stichworte reichen, es liest ja niemand außer Ihnen!

Was uns über die Leber läuft

Welche Rolle spielt Ärger in Ihrem Leben? Damit meinen wir nicht den gezielten, angemessenen Ärger, wenn Sie attackiert oder ungerecht behandelt werden. Dann sollten Sie rechtzeitig Ihre Gefühle aussprechen. Für Disharmonien sorgt vor allem, wenn Sie »die Fliege an der Wand« aufregt, die anderen Autofahrer oder die Essgeräusche Ihres Kollegen. Unterdrückte Wut im Bauch schädigt die Leber und den gesamten Organismus. Versuchen Sie, sich den Druck zu nehmen, und vertrauen Sie der Zeit, sie hat schon manch Ärgernis verschwinden lassen.

INFO

ANZEICHEN FÜR PROBLEME DER LEBER

Die häufigsten Symptome bei Problemen der Leber:

- häufiges nächtliches Erwachen zwischen 1 und 3 Uhr
- Bauchkrämpfe und Druck im Oberbauch
- nächtliches Zucken und Kribbeln der Muskeln
- Spannungskopfschmerzen und Schwindelgefühle
- Hämorrhoiden oder Speiseröhren-Krampfadern.

Außerdem können auch folgende Symptome auftreten:

- Bluthochdruck und Herzinfarkt
- Sehnenscheidenentzündung, Tennisellenbogen, Schädigungen der Bänder an Knien oder Schulter
- Muskelgeschwülste (Myome) in der Gebärmutter
- Erektionsstörungen
- Autoimmunerkrankungen wie Morbus Crohn oder Hashimoto-Thyreoiditis

Auf der psychischen Ebene stehen Leberprobleme in Verbindung mit:

- Ungeduld, Gereiztheit und (unmotivierten) Wutausbrüchen
- ständiger Wut im Bauch

Der Partner Gallenblase

Die Gallenblase liegt in einer Aushöhlung unten an der Leber. Sie sammelt die von der Leber produzierte Gallenflüssigkeit und gibt sie bei Bedarf über den Gallengang in den Dünndarm ab. An jedem Tag werden bis zu 1500 ml von dieser bitteren, gelbgrünen Flüssigkeit gebildet, abhängig vom Bedarf des Verdauungstraktes. Fettes Essen ist ein solches Stimulans, es kommt zum Erschlaffen des Gallenschließmuskels, und Gallenflüssigkeit ergießt sich in den Darm. Auch Anspannung und Stress verhindern über die »Machtergreifung« des Sympathikus eine reibungslose Verdauung. Das kann zu einer Stauung von Gallenflüssigkeit bis hoch zur Gallenblase (Ursache von Gallensteinen) oder zur Leber (erhöhte Entzündungsneigung) führen.

Als Choleriker, also Galle-Typen, wurden schon in der Antike Menschen bezeichnet, denen »die Galle hochkommt«, die schnell explodieren und in die Luft gehen. Erinnern Sie sich noch an das HB-Männchen aus der Zigarettenwerbung der 1980er-Jahre?

Die Galle bringt unsere Pläne in Gang – oder auch nicht

Auf die geistige und seelische Ebene übertragen ist die Gallenblase ebenfalls der »Ausführungsgehilfe« der Leber. Was wir per Leber-Energie planen und uns vorstellen, wird von der Gallenblase in die Tat umgesetzt. Dazu gehört Mut und Entscheidungskraft. Im Chinesischen heißt es von einem mutlosen Menschen, dass er eine faule Gallenblase hat. Wenn Sie also in einer Lebensphase feststecken, monate- und jahrelang nur Pläne machen, ohne den Mut zu finden, sie umzusetzen, so ist das aus Sicht der TCM ein Problem der Gallenblase.

Ist die Gallenblase dagegen zu heiß, hat der Mensch zum Beispiel Probleme mit der Pünktlichkeit, ist es doch auch die Aufgabe des Leber-Anhängsels, dafür zu sorgen, dass alles zur richtigen Zeit geschieht. Diese Menschen verzetteln sich gern und sind oft

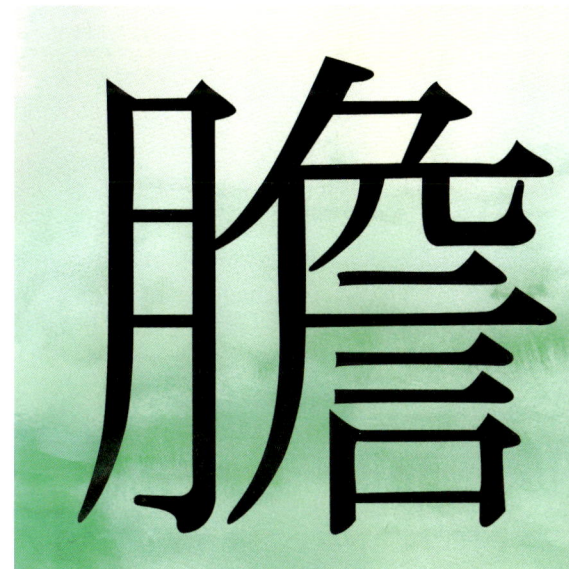

Das Schriftzeichen für Galle: ein Mensch, der auf einer Klippe seine Wut in den Wind schreit.

übermütig. Es sind die Studenten, die fünf Minuten nach der Besprechung eines Themas eine Frage dazu kundtun und den roten Faden des Dozenten in ein knotiges Knäuel verwandeln. Ist die Gallenblase dagegen zu kalt, kommt man erst gar nicht in Gang und stellt auch keine Fragen …

Die Kehrseite der »ausführenden« Gallen-Energie: Sie kann die Grundlage des weiteren Lebens zerstören, wenn der freie Fluss der Energien gestört wird. Viele Krankheiten sind Ausdruck dieses gestörten, blockierten Energieflusses im gesamten Organismus, etwa Kopfschmerzen und Sinusitis; ein Kloßgefühl im Hals oder Stottern; Herzenge, Asthma und Muskelverspannungen; Völlegefühle, Aufstoßen; Blähungen, Menstruationsschmerzen, Reizdarm und PMS.

ALLES ZUR RICHTIGEN ZEIT

Den richtigen Augenblick zum Handeln finden – das ist nicht so einfach und hängt zum einen von den Plänen (Leber), aber auch dem sicheren Grundgefühl (Niere) ab. Wenn das »Bauchgefühl« uns Sicherheit gibt und Leber/Gallenblase reibungslos energetisch wirken, können wir unsere Persönlichkeit entfalten – von den kleinen, alltäglichen bis zu den großen, lebensformenden Vorstellungen. Jede Stockung bedeutet eine Blockade der Lebensenergie Qi und kann so zu ernsthafteren Krankheiten führen.

INFO

ANZEICHEN FÜR PROBLEME DER GALLENBLASE

Die häufigsten Symptome bei Problemen der Gallenblase:
- Ein- und Durchschlafprobleme aufgrund von Entscheidungsproblemen
- Gallensteine und Gallenblasenentzündung
- gestörte Fettverdauung
- Unwohlsein, Druck oder Völlegefühl im Oberbauch nach fettem Essen

Außerdem können auch folgende Symptome auftreten:
- Verspannungen im Schulterbereich
- Hexenschuss und Hüftschmerzen
- Kopfschmerzen und Migräne, die vor allem einseitig auftreten

Auf der psychischen Ebene stehen Gallenblasenprobleme in Verbindung mit:
- Übermut oder aber Mutlosigkeit
- Verzagtheit, Zaghaftigkeit
- Entscheidungsproblemen
- mangelndem Gefühl für das richtige »Timing«-, Unpünktlichkeit
- Unzufriedenheit, Ungeduld und Aggressivität

Leber und Galle in Balance

Der freie Fluss aller Energien im Organismus sollte mit allen Mitteln wiederhergestellt werden, Anspannung und Entspannung sollten sich die Waage halten. Versuchen Sie nicht, Barrieren zwischen Ihren Vorstellungen und deren Realisierung zu sprengen, seien Sie achtsam und flexibel. Dazu gehört die Feststellung von Wichtigkeit (Habe ich das nötig?), die Beurteilung von Fähigkeiten (Kann ich das wirklich?) und die Beachtung des Zeitfaktors: So manches erledigt sich durch Abwarten. Aus Sicht der alten chinesischen Ärzte haben Leber und Gallenblase für den freien, ungehinderten Fluss aller Energien im Menschen zu sorgen: wie ein frisch sprudelnder Gebirgsbach, der alle kleinen und großen Felsen munter und geschmeidig umfließt.

Aura-Soma: grüner Pomander zur Entscheidungsfindung

Der smaragdgrüne Pomander unterstützt Sie bei Neuanfängen, hilft, Entscheidungen zu treffen, und fördert damit beständiges Wachstum. Mit ihm wird es Ihnen leichter fallen, das Wesentliche zu erkennen und sich Raum und Zeit zu schaffen, es zu verwirklichen. Darüber hinaus bringt er Klarheit in die Kommunikation von Gefühlen und stärkt den Ausdruck der eigenen Wahrheit. Ebenso fördert der grüne Pomander unsere Verbindung zur Natur.

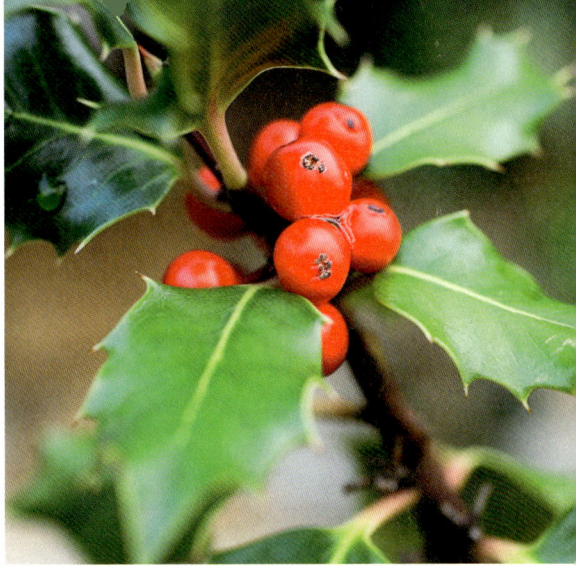

Wenn Sie oft plötzlich Ihre Stacheln ausfahren, hilft Ihnen die Bachblüte Holly (Stechpalme).

Bachblüten: Talentscout & Ventil

WILD OAT

Haben Sie viele Talente und beginnen immer wieder neue Projekte – mit rasch verfliegender Begeisterung? Allen, die das Gefühl haben, ihre Lebensaufgabe zu versäumen, kann der Wilde Hafer Sicherheit und Mut geben, nochmals einen Neuanfang zu wagen, diesmal aber den richtigen!

HOLLY

Äußerlich sind Sie ruhig, innerlich brodelt es? Plötzlich, bei nichtigem Anlass, entlädt sich die angestaute Wut in großer Heftigkeit. Dabei trifft Ihr Jähzorn oft Ihre Liebsten. Holly hilft Ihnen, mit Aggressionen anders umzugehen und mehr Gleichmut zu finden.

Aromatherapie

- **Hilft bei Entscheidungen:** Wenn Sie oft zwischen Alternativen schwanken, kann diese Mischung in der Duftlampe helfen: 4 Tropfen Lavendelöl, 3 Tropfen Orangenöl, 2 Tropfen Ingweröl. Stellen Sie die Duftlampe neben das Bett und warten Sie ab, ob sich im Traum nicht eine Lösung zeigt!
- **Erholungsbad:** Eine Oase der Ruhe und Entspannung ist ein Vollbad mit je 2 Tropfen ätherischem Öl von Rose, Neroli und Lavendel. Sie können die Mischung aber auch einfach in die Duftlampe geben.
- **Gegen Spannungskopfschmerzen:** Sie lassen sich oft mit einem Vollbad mit 2 Tropfen Melissenöl und 4 Tropfen Lavendelöl in Honig vertreiben.
- **Löst die verspannte Schulter- und Nackenmuskulatur:** Lassen Sie sich die Verspannungen vom Partner oder einem Freund mit folgendem Massageöl wegmassieren: je 2 Tropfen ätherisches Majoranöl und Lavendelöl, 10 Tropfen ätherisches Pfefferminzöl in 50 ml Jojobaöl.
- **Lindert prämenstruelles Syndrom und Schmerzen vor der Regel:** Beginnen Sie schon einige Tage vorher mit dem Baden; mischen Sie 5 Tropfen Muskatellersalbeiöl und 3 Tropfen Melissenöl in 2 EL Johanniskrautöl und 1/2 Becher Sahne. Nach dem Bad ab ins Bett zum Entspannen.
- **Muskel- und Gelenkschmerzen besänftigen:** Nach einem stressigen Tag oder wenn Sie es mit dem Sport mal etwas übertrieben haben, lässt der Schmerz nach im Vollbad mit 3 Tropfen Benzoeöl, 3 Tropfen Kamillenöl, 4 Tropfen Lavendelöl.

Homöopathische Helfer

Dosierung, wenn nicht anders angegeben,
▸ siehe Seite 39.

- **Unterstützen Sie die Leber bei ihrer Entgiftungsarbeit,** etwa nach Medikamenteneinnahme oder während der Gabe von Antibiotika, mit Okoubaka D3, kurmäßig 2 Wochen lang 3-mal täglich 3 Globuli.
- **Gallenbeschwerden** mit Schmerzen im Oberbauch und teils auch unterhalb des rechten Schulterblatts: Chelidonium D 6.
- **Wenn Ihnen »die Galle überläuft«,** Sie also zu galligem Erbrechen neigen und sich das nach Ärger und Aufregung verschlimmert, kann Bryonia D6 beruhigen.

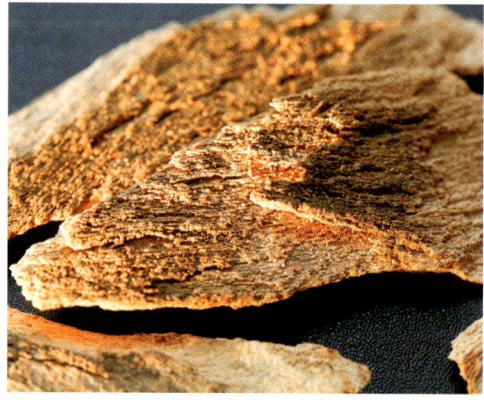

Rinde und Astholz des afrikanischen Okoubakabaums verwendet man für das Homöopathikum.

- **Hämorrhoiden und Leberprobleme,** gerade nach Ernährungsfehlern oder übermäßigem Konsum von Genussmitteln (Alkohol, Kaffee) können durch längere Einnahme (etwa 6–8 Wochen) von Carduus marianus D6 gebessert werden. Nehmen Sie abends vor dem Schlafen 5 Globuli.
- **Bei Abneigung gegen fette Speisen** und dem Gefühl, alles liegt schwer im Magen, hilft Taraxacum D6. Steht ein üppiges Mahl an, nehmen Sie bereits vor dem Essen 5 Globuli und danach nochmals.
- **Augenbeschwerden** wie Bindehautentzündung, trockene Augen sowie schlechter werdende Sehkraft können mit Augentrost, Euphrasia D6, gelindert werden.
- **PMS und Regelschmerzen,** die Sie sonst nur mit Tabletten in den Griff bekommen, sprechen vielleicht auf Petasites D 6 an. Bei krampfartigen Schmerzen ist Magnesium phosphoricum D6 eine Alternative.

HOMÖOPATHISCHE ORGANPRÄPARATE

- **Zur Stärkung der Leber und Regeneration der Leberzellen** eignet sich das homöopathische Organpräparat Hepar. Leider liegt es momentan nur als Ampulle zu Injektionszwecken vor, daher sollten Sie Ihren Therapeuten befragen, welche Möglichkeiten für Sie bestehen.
- Für Präparate zum **Aufbau der Gallenblase** gilt zurzeit dasselbe, fragen Sie Ihren Therapeuten daher nach Injektionen von Vesica fellea/fel.

Schüßler-Salze für die Entgiftung

- **Leberprobleme** wie Verdauungsstörungen oder mangelnde Entgiftung (Müdigkeit) sowie ein bitterer Geschmack sind Ihre Begleiter? Nr. 10 Natrium sulfuricum D6 ist Ihr Entgiftungs- und Ausleitungsmittel!
- **Schnell gereizt** und stimmungslabil? Wenn zudem Ihr Schlaf wenig erholsam ist, dann ist Nr. 8 Natrium chloratum D6 ein Mittel für Sie.

Heilpflanzen, die lösen und klären

WEISSDORN

Er löst Blockaden, wenn etwas unsere Pläne durchkreuzt, wenn wir das Gefühl haben, unser Leben sei nicht im Fluss. Weißdorn wirkt kräftigend auf Herz und Kreislauf. Er vermittelt uns, dass Blockaden eine Möglichkeit sind, innezuhalten und den eingeschlagenen Weg zu überdenken. Neue Impulse können nun entstehen. Nehmen Sie 3-mal täglich 3 Tropfen von der Urtinktur.

ARTISCHOCKE

Sie unterstützt uns dabei, das richtige Maß zwischen Ausschweifung und Selbstbeschränkung zu finden. Wenn Sie gern einmal übertreiben, auch was Essen, Trinken oder Rauchen betrifft, hilft Ihnen die Artischocke, Maß zu halten. Und sie unterstützt den Leber-Stoffwechsel! Nehmen Sie täglich 3-mal 3 Tropfen von der Urtinktur.

EUPHRASIA

Eine Wohltat nach einem Bürotag in trocke-ner Luft. Geben Sie 1 Tropfen Euphrasia-Urtinktur in ein Augenbadgefäß (Apotheke) und baden Sie Ihre Augen darin.

Was sonst noch hilft

ÖLZIEHEN ZUR ENTGIFTUNG

Morgens vor dem Zähneputzen 1 EL Son-nenblumen- oder Sesamöl 10 bis 15 Minu-ten durch die Zähne ziehen und »kauen«. Anschließend ausspucken, nicht schlucken! Machen Sie die Kur so lange, bis das Öl nach dem Ziehen milchig weiß bleibt.

LEBERWICKEL BEI UNRUHE

Bei Reizbarkeit und erhöhten Leberwerten hilft eine Breiauflage aus 1 EL Schafgarben-pulver und 1 EL pulverisiertem Löwenzahn (Wurzel und Kraut). Rühren Sie daraus mit heißem Wasser einen zähen Brei und strei-chen ihn auf ein dünnes Baumwolltuch. Ein-schlagen und gut warm auf die Lebergegend legen (unter dem rechten Rippenbogen). Bedecken Sie das Tuch mit einem Handtuch und ruhen Sie mindestens 15 Minuten.

DREI ÜBUNGEN

- Bei Nackenverspannungen drücken Sie das Kinn im Sitzen kräftig gegen die Handfläche und bewegen den Kopf mit der Hand langsam hin und her.
- Um die Gallenblase zu stärken, stellen Sie sich mit hüftbreit geöffneten Beinen hin. Legen Sie die Handflächen locker vor dem Brustbein zusammen und drehen sich nun aus der Hüfte nach links und rechts.
- Achtsamkeitsübung: »Bist du in Eile, so gehe langsam«, lautet eine chinesische Weisheit. Wenn Sie viel vorhaben, setzen Sie sich Zwischenziele oder erstellen Sie eine Struktur in Form einer »Mindmap«.

Akupressur

- ❶ **Leber 3** und ❷ **Dickdarm 4** kräftig massieren, das regt Leber und Galle an.
- ❸ **Gallenblase 41** bei Beschwerden im Unterbauch und einseitigem Kopfweh.
- ❹ Die Augenmassage hilft bei müden Augen und Sehstörungen. Die Punkte kreisend massieren, dann die Augenrän-der nach außen kreisend ausstreichen.

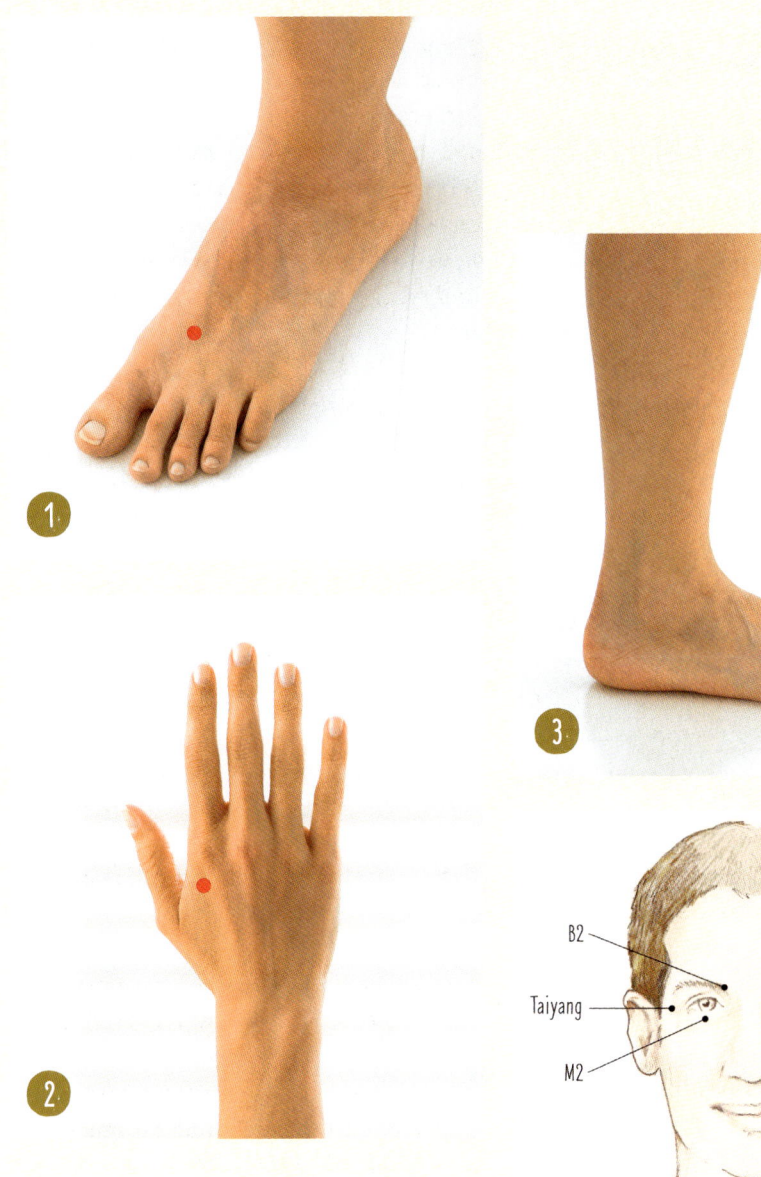

B2

B2

Taiyang

Taiyang

M2

M2

Ernährung für eine starke Leber und ausgeglichene Gallenblase

Die Leber und die Muskeln benötigen Eiweiß und Kohlenhydrate für ihre Arbeit – beim Verzicht auf tierisches Eiweiß fehlen oft diese Grundbausteine. In Gemüse, Obst und Getreide ist davon nicht ausreichend vorhanden, sodass es irgendwann zum Mangel kommen kann. Nur mit reichlichem Verzehr von Hülsenfrüchten können Sie dies ausgleichen, also mit Bohnen und Tofu, Erbsen, Linsen und Kichererbsen. In Indien lebt ein großer Teil der Bevölkerung zumindest sehr fleischarm und bekommt durch die große Vielfalt an Hülsenfrüchtezubereitungen trotzdem genug Eiweiß.

Die Farbe Grün ist Leber und Gallenblase zugeordnet. Bei uns ist sie die Farbe der Hoffung und signalisiert damit Aufbruchstimmung. Viele grüne Lebensmittel stärken Leber und Galle, vor allem da sie oft gesunde Bitterstoffe enthalten.

SMOOTHIE ZUR LEBERSTÄRKUNG

6 Blätter roter Blattsalat (zum Beispiel Eichblatt, Batavia, Radicchio oder Lollo Rosso) | ¼ Bund frisches Basilikum | Saft von ½ Zitrone | ½ rote Zwiebel | einige frische Staudensellerieblätter | ¼ Avocado

1 Alle Zutaten vorbereiten (waschen, putzen oder schälen) und grob zerkleinern.
2 Im Mixer auf höchster Stufe in ca. 1 Min. fein pürieren. Bei Bedarf etwas Wasser zugeben.
Einnahme: Da die Hauptarbeitszeit der Leber nachts ist, wirkt der Smoothie besonders gut, wenn Sie ihn vor dem Zubettgehen trinken.

ANTISTRESS-KRÄUTERWEIN

3 g Melisse | 3 g Lavendel | 5 g Hopfen | 3 g Gundelrebe | 3 g Passionsblume | 1 Flasche leichter Weißwein

1 Lassen Sie die Kräuter zwei Wochen im Weißwein ziehen, dann abseihen.
Einnahme: Morgens 1 Likörgläschen und abends vor dem Schlafen noch mal 1. Die enthaltenen Kräuter beruhigen und entspannen, vertreiben abends die Sorgen des Tages und bescheren uns erholsame Nächte.

Tipp: Tomatensaft gegen Krämpfe
Der leckere Saft lindert nächtliche Wadenkrämpfe. Trinken Sie vor dem Schlafengehen 2 Gläser, schon nach ein paar Tagen werden Sie die Wirkung deutlich spüren. Wenn Sie sportlich sehr aktiv sind, ergänzt der Tomatensaft auch Ihre Mineralien- und Vitaminzufuhr. Achten Sie auf 100 % Direktsaft aus Bio-Anbau. Sie können ihn auch mit ein paar zarten Staudensellerie-Blättchen garnieren.

ANREGEND UND AUFBAUEND

Diese Naturprodukte stehen beispielhaft für Lebensmittel,
die Leber- und Gallenfunktion fördern.

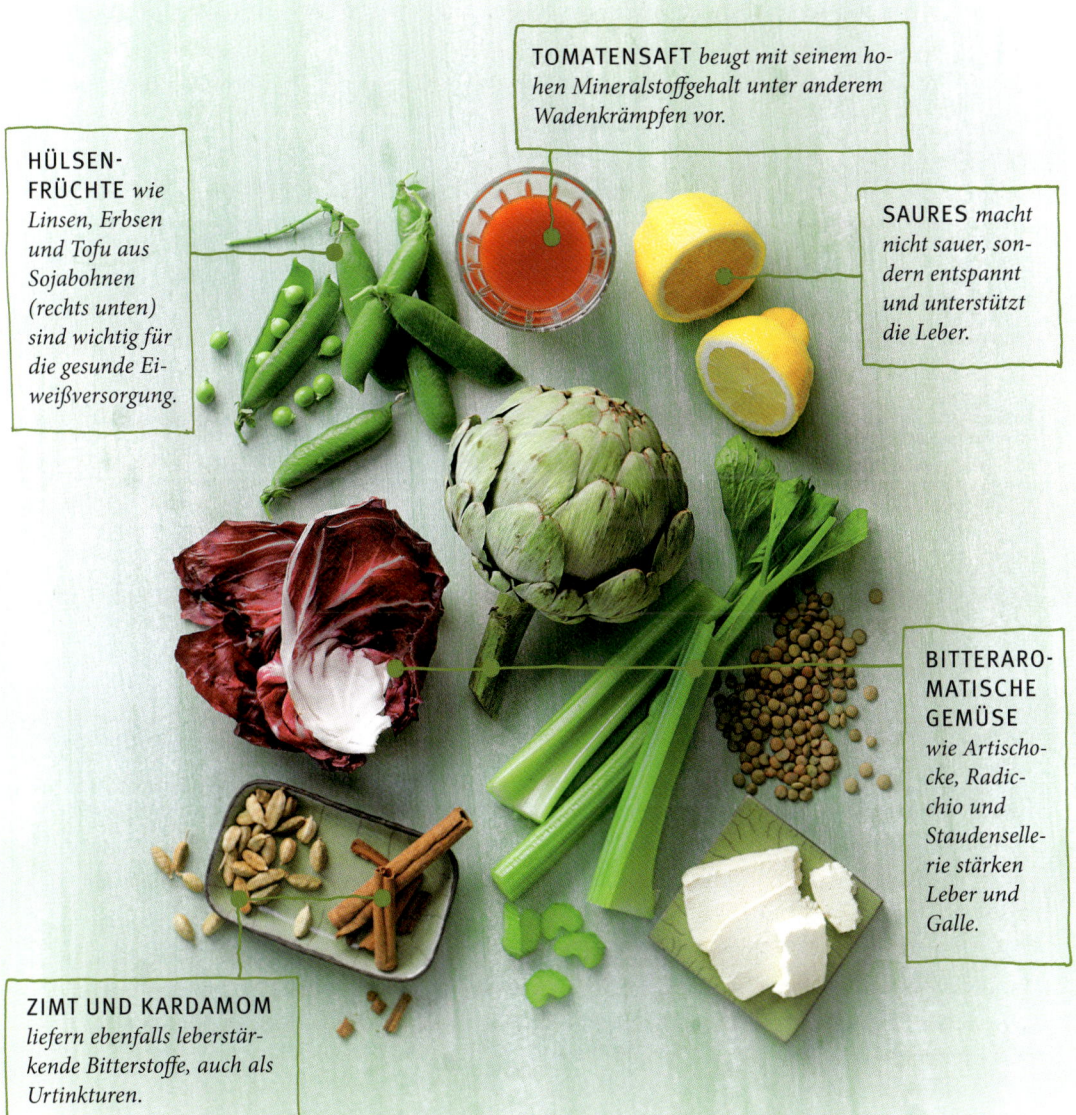

TOMATENSAFT *beugt mit seinem hohen Mineralstoffgehalt unter anderem Wadenkrämpfen vor.*

HÜLSEN-FRÜCHTE *wie Linsen, Erbsen und Tofu aus Sojabohnen (rechts unten) sind wichtig für die gesunde Eiweißversorgung.*

SAURES *macht nicht sauer, sondern entspannt und unterstützt die Leber.*

BITTERARO-MATISCHE GEMÜSE *wie Artischocke, Radicchio und Staudensellerie stärken Leber und Galle.*

ZIMT UND KARDAMOM *liefern ebenfalls leberstärkende Bitterstoffe, auch als Urtinkturen.*

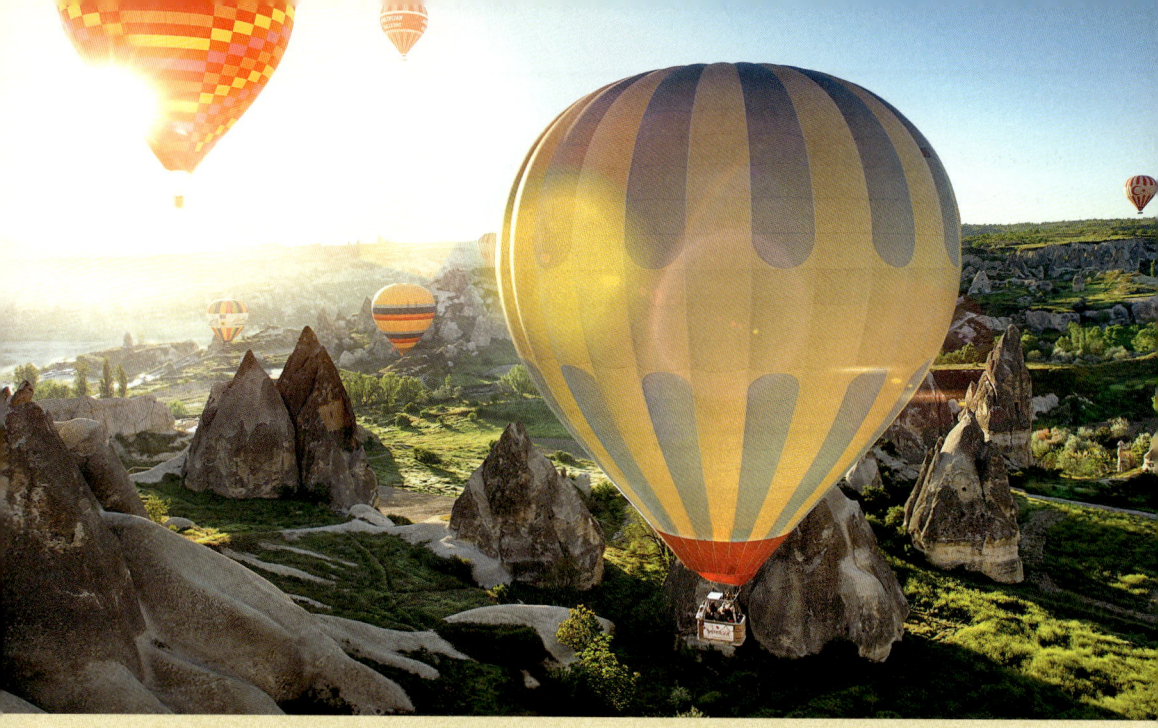

HERZ UND DÜNNDARM

Kein anderes Organ ist in unseren Vorstellungen so vielfältig und unterschiedlich belegt wie das Herz. So verbinden wir mit dem Herzen Bedrohliches wie einen Herzinfarkt und den plötzlichen Herztod, aber auch feurige Liebe, herzliche Freude – Höhepunkte also ebenso wie das Ende des Lebens. Angst und Freude verspüren wir in der Brustgegend, und sie können dort schrecklich lähmend oder aber gewaltig belebend sein.

Das Herz ist nicht nur eine Pumpe

Unser Herz kann heute bis ins kleinste Detail untersucht werden. Nicht nur der Blutdruck und das EKG sagen etwas aus über die Pumpleistung dieses ausdauerndsten menschlichen Muskels, der unermüdlich viele Jahre und Jahrzehnte dafür sorgt, dass das Blut im gesamten Körper verteilt wird.

Mit dem Blut kommen lebensnotwendige Stoffe vom Sauerstoff über Zellbausteine und Mineralien bis hin zu Hormonen und anderen Botenstoffen bis in die entlegenste Körperzelle. Kardiologen sehen viele schädigende Faktoren in unserer Lebensweise (Bewegungsmangel, Rauchen, Stress) oder in der Ernährung (Fett, zu viel Essen …). Der mahnende Zeigefinger bleibt in der Regel nicht aus – meist ohne Konsequenzen.

Im Gegensatz zu früheren Vorstellungen werden die seelischen Beeinflussungen des Herzens dagegen in der Forschung kaum beachtet. Wenn doch, dann im Rahmen von Beruhigungsmitteln oder anderen Medikamenten wie Betablocker.

Das Herz im körpereigenen Netzwerk

Meist wird das Herz isoliert betrachtet und behandelt. Dabei wird es durch vielerlei Faktoren gesteuert.

Zusammenwirken mit den anderen Organen

Das Herz erhält Blut aus dem venösen Teil des Kreislaufs über zwei große Venen aus der Leber, dem Bauchraum und dem Oberkörper. Zwischengeschaltet ist die Lunge, über die Sauerstoff getankt und Kohlendioxid abgegeben wird. Dann wird mit großer Kraft das aufgeladene Blut in den arteriellen Teil des Kreislaufs gepumpt. Die Herzleistung ist

> ## INFO
>
> **DER BLUTKREISLAUF**
>
> Erst im 17. Jahrhundert wurde der Blutkreislauf entdeckt. Davor galt die Lehre des Arztes Galen aus dem alten Rom, dass venöses Blut aus der Leber nährt und arterielles Blut die Vitalität bringt. In China wurde vor 2500 Jahren der Kreislauf in den Meridianen entdeckt mit ganz anderen Vorstellungen: Dort drehte es sich letztlich immer um die Lebensenergie Qi.

somit davon abhängig, was das Herz bekommt und wohin das Blut geliefert wird. Stauungen können durch Verengungen in den Arterien aufgrund von emotionaler Anspannung oder von Ablagerungen (Arteriosklerose) verursacht werden und es der zentralen »Pumpe« schwer machen.

Das Herz im Nervensystem

Das Herz wird wie alle inneren Organe durch das vegetative Nervensystem gesteuert. Es kann also nicht wesentlich durch den Willen beeinflusst werden. Dieses lebenserhaltende Steuerungssystem wird durch die bereits beschriebenen Gegenspieler im Gleichgewicht gehalten: vom Sympathikus als aktivem Yang-Anteil und dem Parasympathikus als eher passivem Yin-Anteil:

Der Sympathikus …
- erhöht die Herzfrequenz
- erweitert die Herzkranzgefäße
- beschleunigt die Erregungsleitung im Herzen
- erhöht die Muskelkraft.

Der Parasympathikus …
- senkt die Herzfrequenz
- verengt die Herzkranzgefäße
- verlangsamt die Erregungsleitung
- vermindert die Muskelkraft
- dämpft die Aktivität des Sympathikus.

Reflexzonen

Die Herztätigkeit lässt sich über die Region des ersten und zweiten Brustwirbels beeinflussen, der Blutdruck über die Region des dritten und vierten Brustwirbels.

Hormone

Unendlich komplex ist das Steuerungssystem des menschlichen Organismus durch die Hormone, wie bereits dargestellt. Wussten Sie, dass sogar im Herzen selbst Steuerungshormone gebildet werden? In den »Herzohren« im Muskel des Vorhofs wird ein blutdrucksenkender Stoff (Atriopeptin) gebildet, der auf die Nieren wirkt, siehe auch Seite 23.
Hormondrüsen im Kopf wirken zusammen mit der Schilddrüse, den Nebennieren, den Geschlechtshormonen im Unterleib, dem Darm und auch dem Bindegewebe. Es sind eng miteinander verzahnte Regelkreise.

Ein Beispiel dafür ist das Stresshormon Adrenalin, das von den Nebennieren ausgeschüttet wird – gesteuert von der Hypophyse im Gehirn. Das Adrenalin …
- steigert die Herzfrequenz.
- beschleunigt die Erregungsleitung.
- erweitert die zentralen und muskelversorgenden Blutgefäße.
- sorgt für einen Anstieg des Blutdrucks.
- löst einen Anstieg des zentralen Blutvolumens aus.
- kann eine verbesserte Leistung des Herzens bewirken.

Das Herz ist der Kaiser

In der alten chinesischen Heilkunde haben die Ärzte gerne in Bildern, das Miteinander in der großen Gesellschaft mit dem Zusammenspiel unserer menschlichen Energien und der inneren Organe verglichen. Im alten Staatsgefüge gab es Beamte, Minister, Militärs und eine oberste Instanz. Diese gab – so die bis vor 100 Jahren weitgehend unbestrittene Vorstellung – unmittelbar die Absichten des Himmels wieder: der Himmelssohn, der Kaiser. Im Inneren des Menschen ist dies das Herz, jedoch in einem weitaus umfassenderen Sinne als im modernen Westen.
Das Herz stellt die Leitinstanz dar, es ist das Höchste und das nahezu Göttliche im Menschen. Von ihm können bahnbrechende Erkenntnisse eines Philosophen ausgehen und

die alle Grenzen einreißende Explosivkraft der Liebe. Es steht für die Wärme der Mitmenschlichkeit und das Glück des Augenblicks. Auch bei uns steht der Himmel für höchste Glückseligkeit: Die Redewendung »Wie im siebten Himmel« bezieht sich auf den griechischen Philosophen Aristoteles, der den Himmel in sieben Sphären einteilte. Im siebten Himmel wohnen die Götter …

Hüter des Lebens

Die Pumpfunktion des Herzens war übrigens im alten China, wie auch bei uns noch im Mittelalter, nicht bekannt, war es doch bestenfalls möglich, tote Menschen zu untersuchen, und bei diesen fanden die Ärzte nur einen leeren, schlaffen Beutel zwischen den zusammengefallenen Lungenflügeln. Der Mensch war tot, das Herz leer – konsequenterweise folgte daraus, dass dort all das, was das Lebenswichtige und Menschliche ausmacht, nun verschwunden war.

Perikard: der Beschützer

Als Beschützer des Himmelskaisers diente im alten China die Palastgarde der Eunuchen. Es war wichtig, dass der Kaiser überaus großzügig war – so wie der Himmel stets freizügig ist. Schutz des Kaisers ist deshalb notwendig, sonst droht Ausgenutztwerden und Verarmung. Im Menschen verfügt der »Kaiser Herz« ebenfalls über einen Beschützer: den Herzbeutel oder das Perikard. Bildlich gesprochen verleiht er uns ein »di-

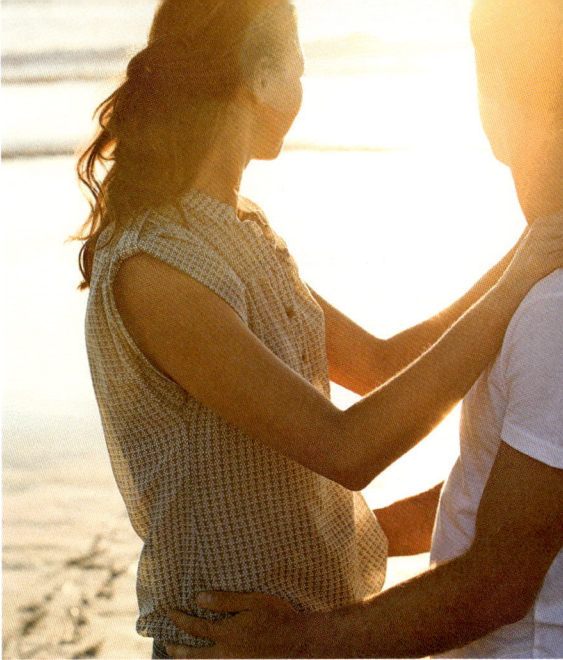

Das Herz öffnen und sich einander zuwenden: So erhalten Sie sich Ihr Herzfeuer.

ckes Fell« und sorgt dafür, dass wir mit all unseren inneren Regungen und Gefühlen unbeschadet durchs Leben kommen. Er trainiert uns eine Maske an – die wir aber gegenüber unseren Liebsten und Vertrauten ablegen können und sollen!

Blutdruck – unter Druck?

»Besser, schneller, mehr« heißen die modernen Optimierungsgebote. Der Mensch reagiert darauf: Solange die Kräfte und Reserven ausreichen, geht es ihm angesichts der erreichten Erfolge gut. Druck verspürt man vielleicht in der Nackenmuskulatur, bei Kopfschmerzen und Schlafstörungen.

Dann kommt die Zeit, in der die Energien versiegen, der Druck jedoch bleibt. Eine Zeit lang helfen noch Anregungsmittel. Das ruhelose Getriebensein endet dann häufig im Burnout. Der ständige Druck hat wieder ein Opfer gefunden. Druck macht sich dann vielleicht in den Vitalzentren des Menschen, der Herzregion und dem Gehirn, bemerkbar, und es drohen Herzinfarkt und Schlaganfall. Aus Sicht der chinesischen Medizin sind dies alles Zeichen einer disharmonischen und später erschöpften Holz-Energie, die sich in einem Entflammen und später nahezu im Erlöschen des Feuers äußert. Die Wandlungsphase Feuer ist unter den Organen vor allem im Herzen präsent, und dieses belebende Feuer wird bei jahrzehntelangem Druck irgendwann nicht mehr genährt.

Die inneren Ursachen finden

Sowohl aus Sicht der modernen westlichen als auch in der Traditionellen Chinesischen Medizin handelt es sich bei einem erhöhten Blutdruck um ein Ergebnis des Zusammenspiels zwischen Herz, Lunge, Leber und Nieren – dort setzen auch meist moderne Blutdrucksenker an, wie zum Beispiel die ACE-Hemmer. Die Einnahme ändert jedoch nur die Symptome, nämlich vor allem den erhöhten Blutdruck. Sie ändert nichts an den Ursachen, also am meist selbst geschaffenen inneren Druck. Bewusst wird sich der moderne Mensch seinerMitverantwortung häufig jedoch erst, wenn es fast zu spät ist für

Stressmanagement, Entspannung und vor allem ausgleichende Bewegung: Unser Organismus ist nicht dafür gemacht, auf der einen Seite unentwegt auf Hochtouren zu laufen (Kopf) und den Rest des Körpers in Bewegungslosigkeit zu lassen. Regelmäßige Bewegung und Sport, vor allem Ausdauersportarten wie Walken, Radfahren und Schwimmen, würden die Pharmaindustrie ihrer Gewinne berauben!

Formen von Herzerkrankungen

Unsere Vorstellungen vom Herzen sind auf der einen Seite die einer Pumpe für das Blut, auf der anderen Seite gibt es die vielfältigen seelischen Belegungen dieses Vitalzentrums in der Brust. Beide Vorstellungen sind richtig und auch im Krankheitsfall eng miteinander verknüpft.

Normalerweise spüren wir das Herz nicht und können den Herzschlag höchstens am linken Brustkorb, am Handgelenk oder am Hals ertasten. Aber wehe, wenn wir es im Brustkorb schlagen, stolpern oder jagen spüren. Das macht Angst. Wenn dann auch noch der Kreislauf nicht richtig funktioniert, ist es Todesangst, die die Menschen in die Notaufnahme treibt.

Grundsätzlich gibt es übrigens zwei verschiedene Arten von Herzerkrankungen: Herzrhythmusstörungen, also Störungen der Nervenstimulation und -leitung, oder Schädigungen des Herzmuskels durch schlechte Durchblutung oder auch Infektionen.

Herz-Seele-Erkrankungen

Ein krankes Herz auf der seelischen und geistigen Ebene zeigt sich vor allem in Problemen bei zwischenmenschlichen Beziehungen und in der allgemeinen inneren Lebensfreude. Insofern sind alle Formen von Depressionen und Ängsten letztlich Schädigungen des Herzens. Sind wir davon betroffen, können wir nicht einmal mehr ein kleines bisschen Glück verspüren, die Stimme versagt, wenn wir versuchen, auf andere zuzugehen. Wir finden morgens kaum die Kraft, aus dem Bett aufzustehen.

Es ist ja eine Binsenweisheit, dass man nur dann emotional etwas bekommt, wenn man auch etwas gibt. Kann man aber gerade nichts geben, bewirkt der Mangel an Gefühlsimpulsen von außen eine zunehmende Verödung des Herzens. Dies ist ein Teufelskreis, den wiederum nur Liebe und Herzlichkeit auflösen können.

Sprechen Sie miteinander!

Die Sprache und das Sprechen sind die wichtigsten Möglichkeiten, unser Herz zu öffnen und unsere Gefühlsregungen mit unseren Mitmenschen zu teilen. Es kommt dann etwas zurück – Anteilnahme, Mitgefühl oder vielleicht Mitleid … möglicherweise auch Ablehnung und Kritik. Auf jeden Fall haben wir es zur Sprache gebracht, und jetzt weiß der andere, was wir auf dem Herzen haben, was uns bewegt. Das ist oft schwer, denn unsere Herzensangelegenheiten wollen wir meist sorgfältig behüten. Von außen kann man uns nicht ansehen, was uns vielleicht Herzschmerzen bereitet, dazu sind wir viel zu sehr geübt darin, uns zu verstecken und unsere Rollen im Alltag zu spielen. Erst durch das Aussprechen, das Öffnen des Herzens einem anderen gegenüber kann etwas weitergehen, kann sich wirklich etwas verändern. Wenn es in den zwischenmenschlichen Beziehungen hakte, gab es früher den Pfarrer und heute eher den Therapeuten, die zum Aussprechen da waren – vorbehaltlos, wohlwollend und ohne Vorwürfe. Dies können Sie übrigens auch von einem guten TCM-Therapeuten erwarten!

WICHTIG

DIE »SCHALE« DURCHBRECHEN
Erinnern Sie sich an das Märchen von Froschkönig und dem »Eisernen Heinrich« mit den drei Ringen, die er sich um sein Herz hatte legen lassen? Lesen Sie es unbedingt einmal wieder! Kein Mensch weiß, was in einem anderen Menschen vor sich geht, was er fühlt und denkt. Nur wenn darüber gesprochen wird, klären sich viele Probleme, ansonsten kann man nur mutmaßen und verhärtet sich dabei oftmals noch mehr.

Ärgernisse und Reizbarkeit – Blockaden in der Brust

Spüren Sie einmal in sich hinein – wo in Ihrem Körper verspüren Sie es, wenn Sie so richtig unter Druck stehen? Es gibt verschiedene Orte, wo sich innere Anspannung und Ärger bemerkbar machen können, wenn Sie sich nicht spontan »Luft verschaffen« und Ihre Wut artikulieren oder gar herausbrüllen. Manche Menschen müssen dann auf die Toilette, manche bekommen Sodbrennen oder müssen erbrechen. Wieder andere bekommen einen Hustenanfall oder gar einen Asthmaanfall. Oder der Nacken verspannt sich, der Kopf wird rot und das Blut rauscht in den Ohren.

Wird das Herz in solchen Situationen attackiert, zeigt sich das in Druckgefühlen in der Brust, Herzstolpern, Herzjagen, Unruhegefühlen oder Herzrhythmusstörungen.

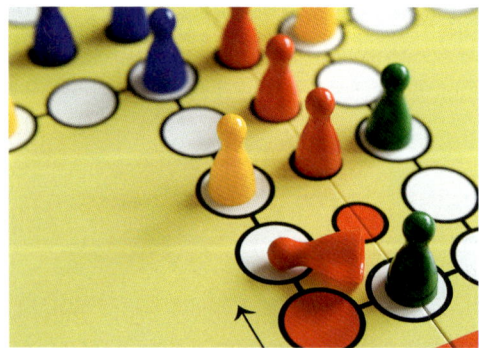

Sich nicht ärgern ... Das ist leicht gesagt, doch nicht immer gelingt es uns so einfach.

Die Energie Qi und somit das Blut stocken und stauen sich in der Brust, führen zu Blockaden und Durchblutungsstörungen des Herzens. Wenn dann noch wie so häufig die Angst dazukommt, erleben wir eine in der Tat existenzbedrohende Situation.

Wenn das Herz voll ist ...

Wie schön ist es doch, leichten Herzens durchs Leben zu gehen! Den Augenblick zu genießen und sich nicht mehr mit der mühseligen Vergangenheit zu belasten, die man nicht mehr ändern kann. Und sich nicht mit Ängsten vor einer eigentlich nicht planbaren Zukunft einengen zu lassen!

Das Herz braucht die Leichtigkeit, so wie es auch unmerklich Tag und Nacht schlägt. Wenn wir für das Herzliche, Lebens- und Liebenswerte offen sein wollen, muss zunächst der Ballast von Ängsten und Sorgen über Bord geworfen werden. Erst wenn wir unser Herz öffnen, können sich die Lebensfreude und das Glück in uns und um uns herum entfalten. Beobachten Sie einmal, wie sich glückliche, freudige Menschen bewegen, wie sie ausschauen: glänzende, strahlende Augen und ein beweglicher, das Innere widerspiegelnder Gesichtsausdruck. Die Bewegungen vor allem im Oberkörper und den Armen und Händen sind ebenso ausdrucksvoll und lebhaft. Und: Sie tragen im wahrsten Sinne des Wortes das »Herz auf der Zunge«, sie sind voller Mitteilungsbedürfnis und Vertrauen.

Das Herz gehört aus Sicht der TCM zur Wandlungsphase Feuer. Es stärkt auch das Feurige in uns, in jeglicher Hinsicht. Ein ausgeprägtes Herzfeuer zeigt sich in roten Wangen, manchmal auch unangenehmen Hitzegefühlen und vielleicht auch in unruhigen Nächten. Der gesamte Organismus, vor allem aber das Seelen- und Geistesleben läuft auf Hochtouren. Zu wenig von diesem Feuer finden wir bei den »Frostbeulen«. Wobei hier auch die Wandlungsphase Wasser mit der Niere entscheidend mitwirkt. Fantasie ist aus Sicht der alten chinesischen Ärzte ebenfalls eine Herzensangelegenheit. Damit ist alles verbunden, was unser Herz berührt und von Herzen kommt. Erinnerungen an Situationen oder Personen, aber auch Gegenständen anhaftende Gefühle wie etwa ein eigentlich unscheinbares Geschenk, das man von einem lieben Menschen erhalten hat. Es ist das »Herzblut«, das diese Gefühle belebt und nährt. Wenn wir mit unserem Herzblut bei einer Sache sind, sprudeln wir über vor Ideen und Geisteskraft.

... oder ein leeres Herz

Eigentlich ist es aus Sicht der alten Chinesen nicht schlecht, wenn wir ein leeres Herz haben. Nur dann sind wir offen für Eindrücke und geistige Energien von unseren Mitmenschen und aus dem großen Kosmos. Auch die Geister und Götter konnten durch ein leeres, offenes Herz im Menschen vieles bewirken. Das Herz sollte aber auch die Eindrücke des Augenblicks bewahren können: Vergangenes sollte ebenso wenig belasten wie die Ängste vor einer ungewissen Zukunft. Aber beider Lebensaspekte sollte man sich bewusst sein.

Dasselbe gilt für die geistigen Aspekte des Herzens: die Achtsamkeit des Augenblicks, die Konzentrationsfähigkeit und sowohl die Merkfähigkeit als auch die häufig segensreiche Möglichkeit des Vergessens. Beides ist wichtig. Zum Beispiel bei Patienten mit Alzheimer habe ich häufig erlebt, dass nur noch der Moment gilt. Vergangenes, Gutes wie Schlechtes, ist entschwunden – auch dies ist eine Störung des Herzens aus Sicht der Traditionellen Chinesischen Medizin.

Verbitterung und fehlendes Herzblut

Verletzlichkeit ist ein großes Problem eines zu offenen Herzens. Viele haben es schon erlebt, wenn sie jemandem ihre Herzensangelegenheiten, ihre eigentlich geheimen und sehr persönlichen Wünsche, Gedanken und Gefühle anvertraut haben – und es wird weitererzählt, getratscht und über diese sehr privaten Dinge getuschelt. Das verletzt zutiefst, und die Wunden in einem derartig geschundenen und enttäuschten Herzen verheilen nur sehr langsam. Zurück bleibt häufig lange Zeit eine Mauer aus Gefühlskälte und das Herz kann sich nicht mehr erwärmen und öffnen für vertrauensvolle Beziehungen mit anderen.

Herz und Seele in Aufruhr

Auch das Herz und mit ihm die Wandlungsphase Feuer braucht das Gleichgewicht. Das ist vor allem bei dieser Zentrale für die »liebe Seele« nicht so einfach, streben wir doch immer nach höchstem Glück, nach Freude und Liebe. Die Lebenserfahrung lehrt aber auch, dass uns ein Zuviel von diesen feurigen Impulsen heftig verausgaben kann. Zum anderen sind sie nicht von Dauer. Himmelhochjauchzende Freude sollte nicht in ein tiefes Tal münden, sondern zu einer behaglich wärmenden Flamme werden. Wärme und eine runde Zufriedenheit bedeuten, ein harmonisches Herz zu haben.

Dem steht in unserer Gesellschaft die ständige Suche nach mehr im Wege. Film und Fernsehen spielen uns die Extreme des Lebens vor, denen wir versucht sind nachzueifern. Da klingt es fast spießig, wenn die klassische chinesische Medizin, die von dem Gesellschaftsphilosophen Konfuzius geprägt ist, eher die Mäßigung fordert: zur Schonung der Reserven und um Verausgabung durch Exzesse jeder Art zu vermeiden. Wichtig ist, sich dessen bewusst zu sein und sich auch mit dem »kleinen Feuer«, der beständigen Lebenswärme, zufrieden zugeben – zumindest für die Lebensphasen zwischen den himmelhohen Jauchzern …

INFO

ANZEICHEN FÜR PROBLEME DES HERZENS

Dies sind die häufigsten Symptome bei Problemen des Herzens:

- Lustlosigkeit (auf Essen und Kommunikation), Müdigkeit und Erschöpfung zur Mittagszeit
- Unruhezustände und Herzrasen
- Herzschwäche mit Kältegefühlen – vor allem kalte Hände
- Konzentrationsstörungen, Vergesslichkeit, Schlafstörungen
- Vorsicht: Wenn Sie sich von einem Infekt nicht richtig erholen und womöglich Herzstolpern haben, kann es sich um eine gefährliche Entzündung im Herzen handeln!

Auf der psychischen Ebene stehen Herzprobleme in Verbindung mit:

- der ewigen, nie abgeschlossenen Suche oder gar Gier nach Glück
- Rückzug von Gesellschaft
- Verschlossenheit und mangelndem Austausch mit anderen
- Gefühlskälte bis zur Emotionslosigkeit und Verbitterung
- latenter Freudlosigkeit und nagender Unzufriedenheit

Der Partner Dünndarm

Dieser 3 bis 6 Meter lange Teil des Darmes liegt mittig im Ober- und Unterbauch. Der vom Magen vorbereitete Nahrungsbrei wird in den drei Abschnitten des Dünndarms (Zwölffinger-, Leer- und Krummdarm) weiter aufbereitet, die Nährstoffe werden von der Darmwand aufgenommen. Für die Aufnahme von Nährstoffen im Dünndarm wird seine Oberfläche durch Falten, Zotten und Ausstülpungen auf rund 200 m² vergrößert. Der Dünndarm unterhält enge Verbindungen zur Bauchspeicheldrüse und zu Galle/Leber, die ihre Verdauungssäfte beisteuern. Gerade der Krummdarm ist darüber hinaus entscheidend wichtig für das Immunsystem.

Anders gesehen: der Dünndarm in der chinesischen Medizin

Anders als in der westlichen Medizin wird in der TCM der Dünndarm mit den Funktionen von Herz und Milz/Pankreas verbunden. Viele Ratschläge für die Milz und ihren Partner Dickdarm helfen daher auch dem Dünndarm. Darüber hinaus ist der Dünndarm aus TCM-Sicht der große »Sortierer«, der in allen Bereichen unseres Lebens die Spreu vom Weizen trennt. Er ist eine wichtige Vorinstanz der Verdauung: Anhand von Geruch und Geschmack von Speisen entscheiden wir intuitiv, was uns gut tut. Es ist dabei unser Bauchgefühl, das uns zu- oder abrät, denn im Dünndarm werden sogleich

INFO

ANZEICHEN FÜR PROBLEME DES DÜNNDARMS
Dies sind die häufigsten Symptome bei Problemen des Dünndarms:
- Schwäche und Mattigkeit oder überdrehte Rastlosigkeit in der Zeit zwischen 13 und 15 Uhr
- Verdauungsstörungen bei Lebensmittelallergien, Darmgeräusche
- Aphthen im Mund, die besonders bei Stresssituationen auftreten
Außerdem können auch folgende Symptome auftreten:
- Schmerz im Schulter-Hals-Bereich
- Hörprobleme
Auf psychischer Ebene stehen Dünndarmprobleme in Verbindung mit:
- Unsicherheit bei Entscheidungen
- Schwierigkeiten, eine klare Position zu beziehen

die Verdauungssäfte bereitgestellt, um wertvolle Nahrungsbestandteile aufnehmen und Unbrauchbares über Dickdarm und Blase ausscheiden zu können.
Auf der emotionalen und geistigen Ebene ist der Dünndarm sozusagen die moralische Instanz, die auch dafür sorgt, dass seelischer Schrott das empfindliche Herz nicht zu sehr belastet und verstopft.

Herz und Dünndarm in Balance

Das Herz ist großzügig und selbstlos, es gibt ohne Absicht. Und es bekommt meist immer ebenso absichtslos etwas zurück. Lächeln Sie, und Sie werden angelächelt! Die »liebe Seele« und das Herz als »Pumpe« – beides hängt eng miteinander zusammen. Freude und Herzlichkeit nähren das Herz, Rückzug bedeutet die Gefahr der Verarmung an freudigen Impulsen. Diese bekommen wir nur, wenn wir mit anderen Menschen kommunizieren und zusammen etwas tun. Wie wäre es denn mit einem Tanzkurs? Die schulmedizinische Behandlung von Herzproblemen lässt sich meist sehr gut durch naturheilkundliche Mittel ergänzen und manchmal sogar überflüssig machen.

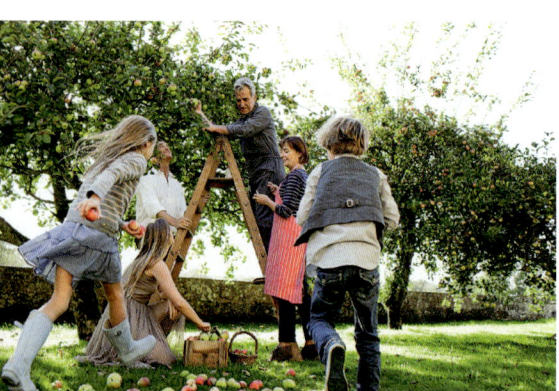

Zusammen etwas schaffen, aus dem Vollen schöpfen: Das ist gelebte Herz-Energie!

Sprechen Sie darüber aber bitte immer mit Ihrem Arzt oder Heilpraktiker!

Aura-Soma: roter Pomander

Der rote Pomander gibt Ihnen Antrieb, sich mit Lust und Liebe den Dingen zu widmen. Gleichzeitig unterstützt er das Durchhaltevermögen. Darüber hinaus ermutigt uns der rote Pomander, aus uns herauszugehen und die negativen Auswirkungen von Groll zu überwinden, sei es Groll gegen andere oder sich selbst. Durch dieses Vergeben kommen wir in unsere Mitte und zur Selbstliebe.

Bachblüten für mehr Lebensfreude

WILD ROSE

Eigentlich haben Sie alles erreicht, doch warum sind Sie nun nicht glücklich? Irgendwie stellt sich kein richtiges Gefühl von Freude ein, Sie fühlen sich unbeteiligt und apathisch, als ob Sie innerlich resigniert hätten. Wild Rose kann Ihre Lebensfreude zurückbringen, sodass Sie Ihre Gefühle wieder wahrnehmen und sich über die schönen Dinge im Leben freuen können.

WILLOW

Wenn Sie meinen, dass es allen anderen besser als Ihnen geht, und auch gern in Selbstmitleid versinken, kann Ihnen Willow, die biegsame Weide, aus der Krise helfen. Sie fühlen sich nicht länger als Opfer und erkennen die positiven Aspekte Ihres Lebens.

Heilpflanzen fürs Herzfeuer

HOLUNDER FÜR DIE LEIDENSCHAFT

Holunder-Urtinktur stärkt das Immunsystem und fördert die Schweißproduktion bei Erkältungen. Sie facht das Feuer in uns an, damit wir unsere Werke und unsere persönliche Entwicklung voranbringen können. Der Holunder drängt uns dazu, das zu werden, wofür wir geschaffen sind. Er lässt die Dinge reifen und führt uns zur nächsten Ebene, ohne etwas zu überspringen. Nehmen Sie 3-mal täglich 5 Tropfen.

THYMIAN FÜR MEHR DURCHHALTE-VERMÖGEN

Die erwärmende Qualität des Thymian wirkt körperlich wie zum Beispiel bei Husten, aber auch auf seelischer Ebene. Seine Wärme schenkt uns dauerhafte Aufmerksamkeit und Zuwendung zu unserem Tun und unseren Freunden. 3-mal täglich 3 Tropfen über einen längeren Zeitraum.

HOPFEN ENTSPANNT BEI ZEITDRUCK

Wenn eine Vielzahl an Aufgaben Sie bedrängt, die nicht zu bewältigen scheint, und Sie sich gehetzt und gejagt fühlen, verhilft Ihnen die Hopfen-Urtinktur zu mehr Belastbarkeit und vermindert den seelischen Druck. Sie finden wieder erholsamen Schlaf und sind tagsüber präsent. Nehmen Sie morgens und mittags 3 Tropfen und vor dem Schlafen nochmals 5 Tropfen.

SALBEI GEGEN ZU VIEL HITZE

Hitzegefühle und übermäßiges Schwitzen lindert Salbei. Da größere Mengen benötigt werden, empfiehlt es sich, ihn in Tablettenform einzunehmen. Übrigens lindert Salbei nicht nur Hitzewallungen bei Frauen in den Wechseljahren, sondern auch Hitzegefühle bei Männern. Vorsicht: Nicht in der Stillzeit einnehmen, er hemmt die Milchbildung!

HILFREICHER WEISSDORN

Das Gefühl von Herzenge kann durch Weißdorntee gemildert werden, ein schwaches Herz wird durch ihn gestärkt. Mehrmals täglich 1 Tasse trinken.

MELISSEN-SCHLAFTRUNK

3 TL Melisse mit ¼ l kochendem Wasser aufgießen, 10 Minuten ziehen lassen, lauwarm und mit Honig gesüßt trinken. Der Schlaf lässt dann nicht lange auf sich warten. Eine kurmäßige Anwendung über mehrere Wochen ist sehr zu empfehlen.

HEILENDE MYRRHE

Bei Aphthen hilft Myrrhetinktur, die Entzündung zu hemmen. Dazu wird die offene Wunde mehrmals täglich mit der auf einen frischen Wattebausch gegebenen Tinktur betupft. Sie wirkt gegen Pilze, Viren und Bakterien. Leider brennt sie unverdünnt ein wenig, ist dafür aber schnell wirksam. Sie können sie auch zum Gurgeln benutzen: 2 Tropfen in ein Glas warmes Wasser.

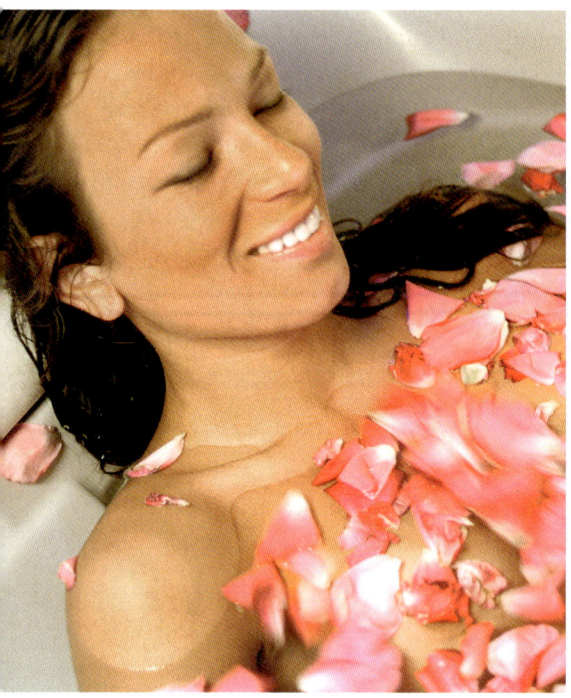

Ein Rosenblütenbad gibt Geborgenheit, stärkt das Herz und lässt Sie innerlich aufblühen.

Aromatherapie gegen Stress

- **Ein Rosenbad lässt die Seele aufblühen:** Balsam für die Seele ist ein warmes Vollbad mit jeweils 5 Topfen Rosenöl, Sandelholzöl und Neroliöl. Dieses Bad tröstet bei Liebeskummer und Enttäuschung, es hilft gebrochene Herzen zu heilen und lässt dunkle Gedanken verschwinden.
- **Zitronen-Lemongrass-Bad – weckt die Lebensgeister.** Mit diesem erfrischenden Bad holen Sie sich ein Energietonikum in die Badewanne, das gute Laune verleiht und belebt. Jeweils 5 Tropfen Zitronenöl und Lemongrassöl in ½ Becher Sahne. Sie sollten das Bad eher am Morgen nehmen oder bevor Sie abends ausgehen, denn es weckt die Lebenslust, belebt und gibt beschwingte Leichtigkeit.
- **Bei Bluthochdruck,** erhöhtem Puls und Anspannung kann eine Massage des oberen Rückens sehr entspannend wirken. Mischen Sie 3 Tropfen Lavendelöl und 3 Tropfen Ylang-Ylang-Öl mit 2 EL Jojobaöl. Besonders wirksam ist diese Massage, wenn sie über den Reflexzonen des Herzens ausgeführt wird ▶ siehe Seite 19.
- **Zur Beruhigung** und auch wenn Sie das Gefühl haben, dass Ihr Herz nicht »rundläuft«, geben Sie folgende Mischung in die Duftlampe: 2 Tropfen Sandelholzöl, 2 Tropfen Rosenöl, 2 Tropfen Neroliöl und 2 Tropfen Ylang-Ylang-Öl. Warum damit nicht auch mal das Büro »beduften«? Jedes Mittel gegen Stress und Druck sollte uns willkommen sein.

WICHTIG

VORSICHT BEIM BADEN
Warme Vollbäder sind bei hohem Blutdruck problematisch! Bevorzugen Sie Teilbäder und lassen Sie das Wasser nur körperwarm werden.

Schüßler-Salze kühlen und weiten

- **Erleichternd bei Überlastung.** Sie sind nervös, überempfindlich und bei Erregung haben Sie ein rotes, fleckiges Gesicht? Probieren Sie Nr. 3 Ferrum phosphoricum D12, ebenso wenn Sie unruhig und ängstlich sind und eine generelle Neigung zu Entzündungen haben. Auch Hitzewallungen lassen sich mit der Nr. 3 lindern, lutschen Sie bei jeder Wallung eine Tablette.

- **Herzenge** lässt sich mit Schüßler-Salben lindern. Wenn Sie das Gefühl von Druck auf der Brust haben und meinen, alles beengt Sie, ist folgende Salbenmischung einen Versuch wert: Nr. 5 Kalium phosphoricum, Nr. 6 Kalium sulfuricum, Nr. 7 Magnesium phosporicum, Nr. 11 Silicea. Als Creme-Gel-Mischung über dem Herzen im Brustbereich mehrmals täglich auftragen. Gleichzeitig können Sie Magnesium phosphoricum innerlich als »Heiße Sieben« einnehmen. Dafür 10 Tabletten in 1 Tasse heißem Wasser auflösen und dieses schluckweise trinken. Der Druck und die Spannung lassen bald nach.

Homöopathische Helfer

Dosierung, wenn nicht anders angegeben,
▶ siehe Seite 39.

- **Bei Bluthochdruck:** Arnica D6 und Crataegus D4 wirken unterstützend. Bitte setzen Sie aber keinesfalls die von Arzt verordneten Medikamente ab!

- **Gegen Schwindel und Kraftlosigkeit:** Wenn alles zu viel ist, es Ihnen manchmal schwarz vor den Augen wird, Sie sich schwindelig und kraftlos fühlen, kann Acidum phosphoricum D12, 2-mal täglich 5 Globuli, zu neuem Elan führen.

- **Anfallsweises Herzklopfen und Herzjagen** mit Druckgefühl und Magen-Darm-Beschwerden, die in Ruhe schnell besser werden, lassen sich durch Leonurus cardiaca D6 beherrschen.

- **Wechseljahresbeschwerden** wie Hitzewallungen, Niedergeschlagenheit, aber auch neuralgische Schmerzen und Migräne sprechen gut an auf Cimicifuga D12.

- **Ein aufgetriebener Oberbauch** mit Aufstoßen und übel riechenden Blähungen kann Carbo vegetabilis D12 lindern.

- **Ist der Unterbauch gebläht** mit Rumpeln und Kollern, so hilft Lycopodium D12.

- **Bei allen Verdauungsproblemen und Nahrungsmittelallergien** sollten Sie Ihre Darmflora »aufforsten«. Sprechen Sie mit Ihrem Therapeuten darüber!

HOMÖOPATHISCHE ORGANPRÄPARATE:

- Organstärkend auf das Herz wirkt das Organpräparat Crataegus/Cor comp. Sie können die Gobuli nach Überanstrengung einnehmen oder wenn Sie ein Gefühl von Herzenge oder Überlastung haben. Empfehlen Sie es auch Ihren Eltern, wenn diese am Altersherz mit verminderter Leistungsfähigkeit leiden.

Was sonst noch hilft

HEILERDE

Sie hilft einem gereizten Darm und einem empfindlichen Magen. Nehmen Sie täglich »Heilerde innerlich« nach Packungsanleitung in Wasser ein. Nach 4 bis 6 Wochen sollten die Beschwerden verschwunden sein.

ROTE KLEIDUNG ODER WÄSCHE

Rote Kleidung bringt Feuer und Wärme ins Leben. Das kann natürlich auch rote Unterwäsche oder Bettwäsche sein.

TANZ IN DIE LEBENSFREUDE

»Oh Mensch, lerne tanzen, sonst wissen die Engel im Himmel mit dir nichts anzufangen« (Augustinus von Hippo). Tanzen mit Rhythmus und musikalischer Harmonie ist Lebensfreude pur, eine tiefgründige Auseinandersetzung mit sich selbst, die Blockiertes, Verkümmertes an die Oberfläche bringt und so die Heilung ermöglicht.

DER BUDDHISTISCHE WEG

Gegen Angst helfen Achtsamkeit und liebevolle Selbstbeobachtung. Leben Sie im Hier und Jetzt. Ganz banale Dinge können Ihnen dabei helfen, wie die Gartenarbeit. Spaziergänge in der freien Natur entspannen und lösen uns aus der Starre. Atemübungen beruhigen das Nervensystem: Atmen Sie tief in den Bauch, konzentrieren Sie sich auf Ihre Mitte, dies schenkt Ihnen Ruhe und Klarheit.

ÜBUNG: DAS INNERE LÄCHELN

- Legen Sie beide Hände übereinander flach auf den Unterbauch und versuchen Sie beim Einatmen dorthin zu atmen und über die Arme wieder auszuatmen.
- Atmen Sie 12-mal ruhig ein und aus.
- Schließen Sie leicht die Augen, vielleicht bis auf einen kleinen Spalt.
- Schauen Sie verträumt in die Ferne und lassen Sie ein leichtes Lächeln aus dem Unterbauch bis in Ihre Augen strahlen.

ACHTSAMKEITSÜBUNG

Auch wenn es Ihnen schwerfällt: Versuchen Sie Ihre Gedanken und Gefühle mit einem Lächeln zu äußern – Feuer schmilzt das härteste Metall.

»Herzliche« Akupressurpunkte

- **1** **Herz 7**, der Weg zur Heiterkeit bei Stimmungstiefs, hilft aber auch bei Vergesslichkeit.
- **2** **Extrapunkt Yintang** zwischen den Augenbrauen, drücken Sie ihn bei Schlafstörungen und zur Entspannung.
- **3** **Pericard 6** an der Innenseite des Unterarms – verschafft Ihnen ein »dickes Fell« bei Ängsten und Verletzlichkeit.
- **3** **Pericard 4** ist zwei Daumenbreiten darüber. Bei Engegefühl im Brustbereich hilft es, wenn Sie ihn kräftig massieren.
- **4** **Extrapunkt Si Shencong** auf dem Kopf, mit 4 Fingern beklopfen bei Konzentrationsstörungen.

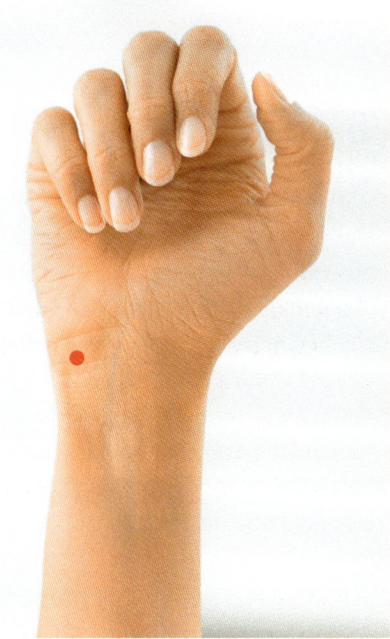

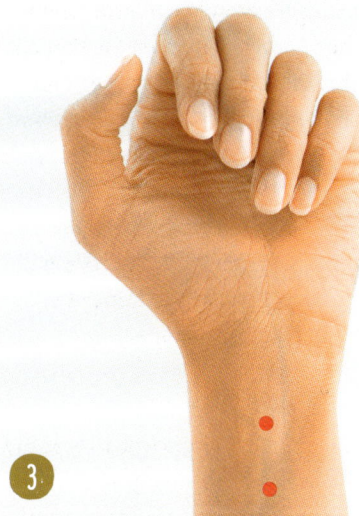

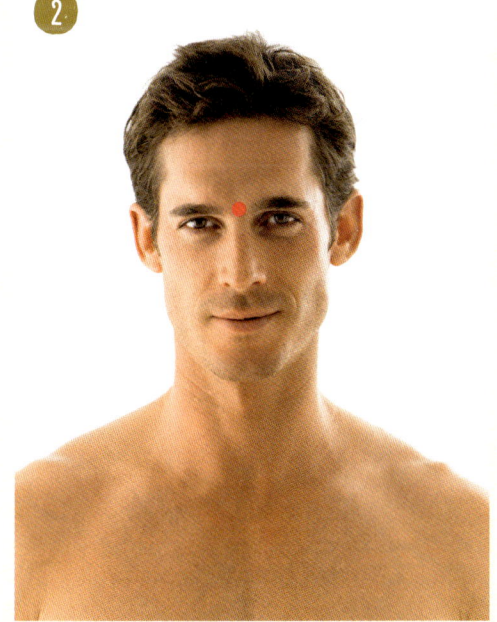

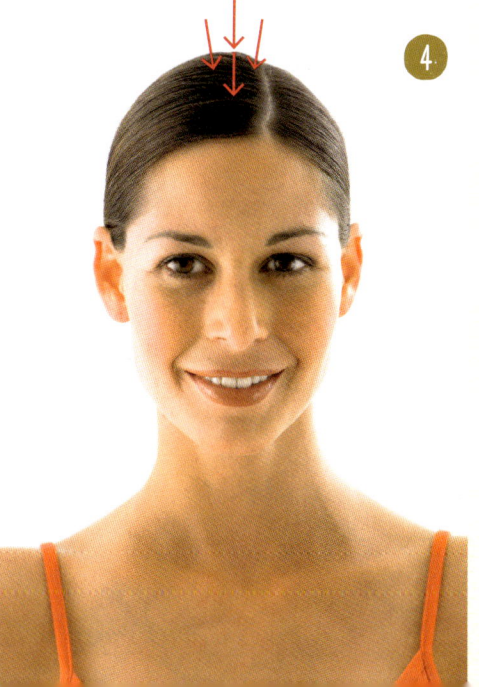

Ernährung

Die Mineralstoffe Magnesium und Kalium halten Herz und Dünndarm im Gleichgewicht, auch auf der seelischen Ebene. Achten Sie darauf, keinen Mangel zu haben (etwa durch Diuretika). Magnesium steckt in Hafer, Milchprodukten, Spinat, Beeren, Bananen und vielem mehr. Kalium ist reichlich in Bananen und Aprikosen enthalten. Wichtig ist, dass Ihr tägliches Essen alle fünf Geschmacksrichtungen enthält: süß, sauer, bitter, salzig, scharf (siehe Buchtipp zur 5-Elemente-Ernährung, Seite 138).

SMOOTHIE FÜRS HERZ

Je 1 Büschel Weizengras, Gerstengras und Wildgras (am besten selbst gepflückt von einer unbehandelten Wiese) | 3 Äpfel

1 Das Gras kurz unter fließendes Wasser halten und trocken schütteln. Grob hacken.
2 Die Äpfel waschen, mit Schale und Kerngehäuse (aber ohne Stiel) grob zerkleinern.
3 Alles im Mixer (Äpfel unten!) ca. 60 Sekunden fein pürieren.
Einnahme: Trinken Sie den Smoothie zur Herzzeit, also zwischen 11 und 13 Uhr.
Tipp: Für Weizen- und Gerstengras streuen Sie einige Körner in eine Schale mit Erde und gießen sie regelmäßig leicht. Bei etwa 20 cm Länge ernten Sie die Halme mit der Küchenschere.

SMOOTHIE FÜRS GEDÄCHTNIS

100 g entsteinte Kirschen | 200 g Weintrauben | 2 EL Kakaobohnen | 1 Handvoll Weinblätter | 1 Handvoll Spinat

1 Die Zutaten vorbereiten und grob zerkleinern.
2 Alles im Mixer (das Obst kommt nach unten!) ca. 60 Sekunden fein pürieren, bei Bedarf etwas Wasser zugeben.
Einnahme: Trinken Sie den Smoothie 2- bis 3-mal pro Woche!

HILDEGARD-HERZWEIN

10 Stängel Glattpetersilie | 1/2 Petersilienwurzel | 1 l säurearmer Weißwein | 100 g Bio-Honig (regional) | 2 EL Weinessig

1 Kochen Sie Petersilie und Wurzel etwa 5 Minuten lang in Wein und Essig. Nehmen Sie den Topf vom Herd, geben den Honig hinzu und lassen den Sud noch 10 Minuten ziehen.
2 Seihen Sie den Herzwein durch ein Plastiksieb ab und füllen ihn in kleine dunkle, saubere Flaschen. Im kühlen Keller hält er ca. 1 Jahr.
Einnahme: Trinken Sie 2-mal täglich ein Likörglas, es stärkt und schützt Ihr Herz, reguliert den Blutdruck, entspannt bei Stress und Müdigkeit.

SCHÜTZEND UND STÄRKEND

Diese kleine Auswahl von Zutaten aus unseren Rezepten und Ernährungstipps
soll Sie zum Zugreifen und Schwelgen verführen!

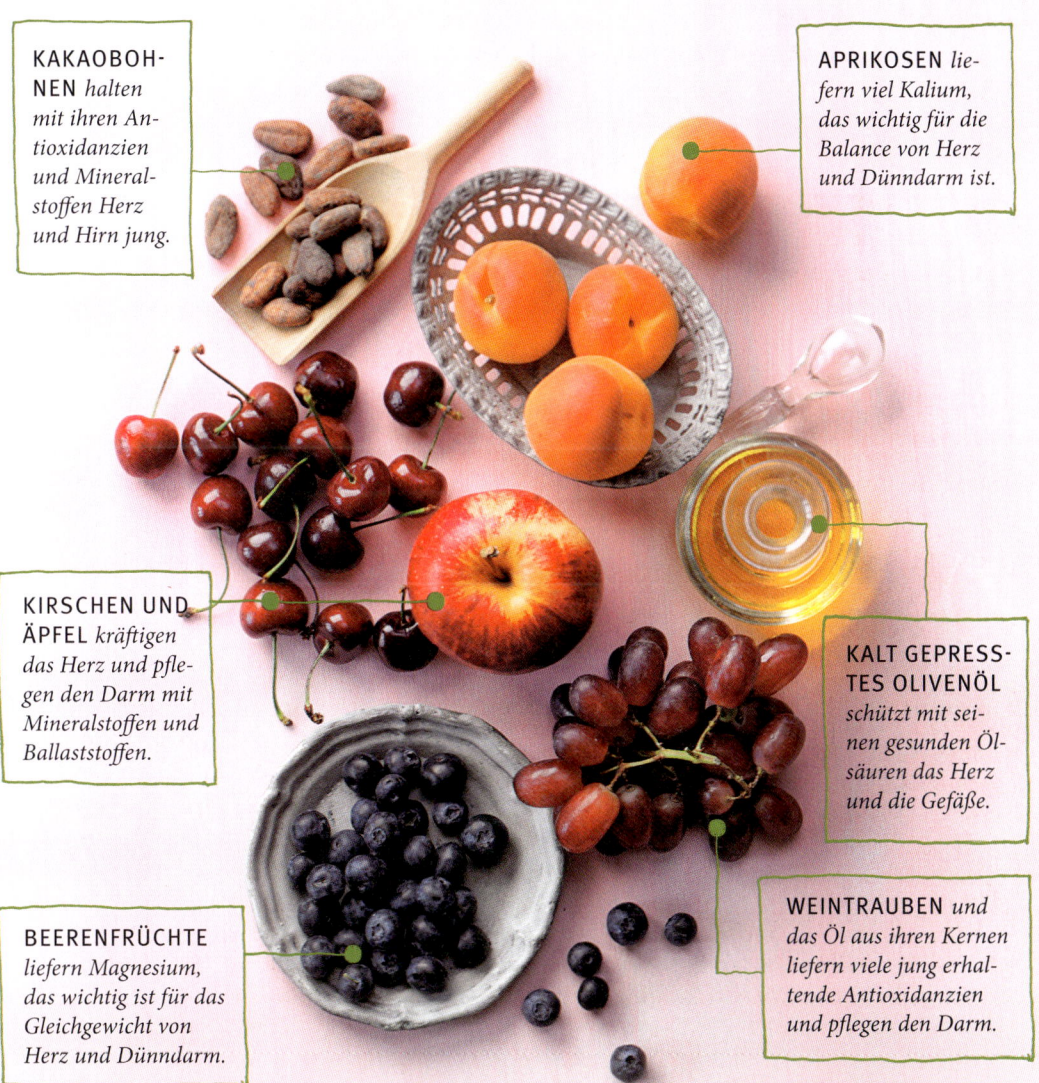

KAKAOBOH-NEN *halten mit ihren Antioxidanzien und Mineralstoffen Herz und Hirn jung.*

APRIKOSEN *liefern viel Kalium, das wichtig für die Balance von Herz und Dünndarm ist.*

KIRSCHEN UND ÄPFEL *kräftigen das Herz und pflegen den Darm mit Mineralstoffen und Ballaststoffen.*

KALT GEPRESS-TES OLIVENÖL *schützt mit seinen gesunden Ölsäuren das Herz und die Gefäße.*

BEERENFRÜCHTE *liefern Magnesium, das wichtig ist für das Gleichgewicht von Herz und Dünndarm.*

WEINTRAUBEN *und das Öl aus ihren Kernen liefern viele jung erhaltende Antioxidanzien und pflegen den Darm.*

Bücher, die weiterhelfen

Dalichow, Irene; Booth, Mike:
Aura-Soma
Trias

Fahrnow, Ilse-Maria und Jürgen:
Soulfood – das Kochbuch für achtsamen Genuss: Ein Kochbuch nach der 5-Elemente-Lehre (TCM)
Irisiana

Kalbermatten, Roger und Hildegard:
Pflanzliche Urtinkturen
AT Verlag

Noll, Andreas:
Verdauungs-Ratgeber Traditionelle Chinesische Medizin
Verlag Müller & Steinicke

Noll, Andreas:
Patientenratgeber Traditionelle Chinesische Medizin
Verlag Müller & Steinicke

Bücher aus dem GRÄFE UND UNZER VERLAG, München

Daiker, Ilona:
Gelassen wie ein Buddha

Eßwein, Jan:
Achtsamkeitstraining (Buch mit CD)

Grasberger, Delia:
Autogenes Training (Buch mit CD)

Grillparzer, Marion:
Simple Detox

Grünwald, Jörg u. a.:
Quickfinder Bach-Blüten

Hainbuch, Friedrich:
Progressive Muskelentspannung (Buch mit CD)

Heepen, Günther H.:
Schüßler-Salze

Heepen, Günther H.:
Hormone natürlich regulieren

Hemm, Dagmar; Noll, Andreas:
Die Organuhr. Gesund im Einklang mit unseren natürlichen Rhythmen

Hickisch, Burkhard; Guth, Christian
Grüne Smoothies. Die gesunde Mini-Mahlzeit aus dem Mixer

Hoffmann, Ulrich:
Mini-Meditationen

Hudak, Renate: **Heilpflanzen**

Koppenwallner, Christoph; Schaenzler Nicole:
Leber und Galle reinigen und revitalisieren

Li, Christine:
Chinesische Medizin für den Alltag (als E-Book erhältlich)

Lutzenberger, Andrea:
Mondkalender

Mannschatz, Marie:
Buddhas Anleitung zum Glücklichsein

Schmidt, Sigrid:
Bach-Blüten und Bach-Blüten für Kinder

Siewert, Aruna M.:
Pflanzliche Antibiotika

Trökes, Anna:
Yoga. Mehr Energie und Ruhe (Buch mit CD)

Ullmann, Marcela; Bohlmann, Friedrich:
Essen als Medizin

Wagner, Dr. Franz:
Akupressur

Wenzel, Melanie:
Meine besten Heilpflanzen-Rezepte für eine gesunde Familie

Zart, Birgit:
Kinderwunsch. Die besten Rezepte um natürlich schwanger zu werden

Adressen, die weiterhelfen

www.praxis-hemm.de
Homepage der Autorin.

www.praxis-noll.de
Homepage des Autors.

www.organbalance.de
Website zu diesem Buch.

www.organclock.de
Die Website zum Buch
»Die Organuhr« (siehe Buch-
tipp Seite 138).

**www.heilpraktikermuen-
chen.de**
Naturheilkunde-Forum, in dem
Sie Fragen stellen können und
viele Antworten finden.

www.agtcm.de
Auf der Homepage der AGTCM
finden Sie eine Liste mit Therapeuten in Deutschland.

**www.shiatsu-austria.at/
rundum/tcmaerzte_a.htm**
Hier finden Sie TCM-Ärzte in
Österreich.

www.sbo-tcm.ch
Über die Website der Schwei-
zerischen Berufsorganisation
für TCM finden Sie TCM-Therapeuten in der Schweiz.

www.yoga.de
www.yoga.at
www.swissyoga.ch
Über die Berufsverbände finden Sie einen qualifizierten
Yogalehrer in Ihrer Nähe.

**www.schuetzenapothe-
ke.com**
www.zietenapotheke.de
Hier können Sie online westliche und chinesische Heilkräu-
ter bestellen.

Sachregister

A

Abgrenzungsprobleme 70
Achtsamkeit 109, 127
ADH 23
Adrenalin 23
Aggressivität 112
Akne 54
Akupressur 32 ff.
Akupunktur 33
Alkohol 105
Allergien 52 f., 70, 129
Alltag, moderner 9, 50, 67
Angiotensin 25
Angst 11, 27, 89, 92, 125
Angstträume 92
Anspannung 105 ff., 123
Aphthen 55, 129
Appetitlosigkeit 55
Arbeitswelt 9
Ärger 110, 126
Aromatherapie 41
Asthma 25, 70, 92
Atemnot 70
Atmen 64, 69
Atriopeptin 23
Aufregung 54
Aufstoßen 55
Augen 109
Augenblick 109
Augenprobleme, aller-
    gische 94
Aura-Soma 38
Ausdauersport 106
Ausleitung 58
Autoimmunerkrankungen
    52, 110
Aversionen 55

B

Bachblüten 40 f.
Balance 8 ff.
Bänderschaden 110
Bauchfett 28
»Bauchgehirn« 49
Bauchgrummeln 72
Bauchkrämpfe 110
Bauchschmerzen 72
Besenreiser 53
Bewegung 26, 37, 87, 106
Beziehungsprobleme 70, 125
Bindungen 68, 70
Bitterstoffe 116
Blähungen 52, 53, 72
Blase 22, 82 ff., 93
Blut 66, 121
Blutdruck 123 f.
Blutfettwerte, erhöhte 28
Bluthochdruck 24, 28, 54, 110
Blutkreislauf 121
Bodenhaftung 94
Brustentzündung 55
»Burn-in« 28
Burnout 25 ff.

C/D

Cellulite 53
Choleriker 111
Cholesterin 85
Cortisol 11, 29
Cortison 85
Dao 70
Darmflora 71
Darmgeräusche 129
Darmschleimhaut 71
Daumen, drucksensibler 70
Depressionen 125
DHEA 85
Diabetes 11, 28, 53, 54
Dickbauch-Buddha 51
Dickdarm 22, 64 ff., 71 ff.
Disharmonie 70
Druck, innerer 13, 69, 123 f.
Dünndarm 22, 120 ff., 129 f.
Durchfall 53, 72

E

Eierstockzyste 55
Eifersucht 94
Einnässen 92, 94
Eisprung, schmerzhafter 53
Ekelgefühle 55
Ekzeme 72
Elemente 17 f., 22 f.
Emotionslosigkeit 128
Energiegewinnung 21, 47
Energielosigkeit 94
Energieversorgung 103
Energieverteilung 21, 32 f.
Entgiftung 103
Entscheidungsprobleme
    112, 129
Entspannung 26, 37, 105 ff.
Entzündungen 53
Erbrechen 55
Erektionsstörungen 110
Ernährung 26, 56, 62, 71, 80,
    100, 118, 136
Erschöpfung 27, 53, 55, 92
Erschöpfung, mittags 128
Essen, bewusstes 48
Esssucht 70
Extreme 128

F/G

Festhalten 64
Fettverdauung, gestörte
Fluchtreaktion 89
Fremdstoffe 9
Freudlosigkeit 128

Impressum

© 2014 GRÄFE UND UNZER VERLAG, München
Alle Rechte vorbehalten. Nachdruck, auch auszugsweise, sowie Verbreitung durch Bild, Funk, Fernsehen und Internet, durch fotomechanische Wiedergabe, Tonträger und Datenverarbeitungssysteme jeder Art nur mit schriftlicher Genehmigung des Verlages.

Projektleitung:
Barbara Fellenberg
Lektorat: Barbara Kohl
Bildredaktion: Nadia Gasmi
Umschlaggestaltung und Layout:
independent Medien-Design,
Horst Moser, München
Herstellung:
Martina Koralewska
Satz:
griesbeckdesign, München
Reproduktion:
Repro Ludwig, Zell am See
Druck & Bindung:
Schreckhase, Spangenberg

Printed in Germany

ISBN: 978-3-8338-3811-8

3. Auflage 2016

Die GU-Homepage finden Sie unter www.gu-online.de

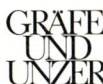

Bildnachweis

Action press: S. 57; A1 Pix: S. 3, 32, 102: Corbis: S. 8, 42, 82; Doc-Stock: S. 38; Ddp images: S. 132; DJV Bildportal / Kes-Online: S. 20; dpa picture alliance: S. 95; F1 Online: S. 87, 123; Fotolia: S. 2, 34, 44, 45, 52, 58, hintere Innenklappe; Getty Images: S. 19, 69, U4 unten; Glow Images: S. 104, U4 oben; GU: Ingrid Schobel S. 17, Kay Blaschke S. 35, Nicolas Olonetzky S. 61, 79, 98, 99, 117, 135, Nadia Gasmi S. 111; Istockphoto: S. 51, 73, 91, 108, 126, hintere Innenklappe re., vordere Innenklappe; Jalag-Syndication: S. 5, 120; Kramp + Gölling: S. 30, 41, 54, 63, 75, 77, 81, 101, 119, 137; Laif: S. 114; Ling Karrei: Coverbild; Masterfile: S. 6, 11; Mauritius: S. 97, 113, 130; plainpicture: S. 28, 46, 49, 64; shutterstock: S. 14, 15, 36, 40, 96

Illustrationen
Claudia Lieb, München: S. 86, 117 u. re.

Syndication
www.seasons.agency

Umwelthinweis
Dieses Buch ist auf PEFC-zertifiziertem Papier aus nachhaltiger Waldwirtschaft gedruckt.

Wichtiger Hinweis
Die Gedanken, Methoden und Anregungen in diesem Buch stellen die Meinung bzw. Erfahrung der Verfasser dar. Sie wurden von den Autoren nach bestem Wissen erstellt und mit größtmöglicher Sorgfalt geprüft. Sie bieten jedoch keinen Ersatz für kompetenten medizinischen Rat. Jede Leserin, jeder Leser ist für das eigene Tun und Lassen auch weiterhin selbst verantwortlich. Weder Autoren noch Verlag können für eventuelle Nachteile oder Schäden, die aus den im Buch gegebenen praktischen Hinweisen resultieren, eine Haftung übernehmen.

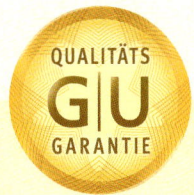

QUALITÄTS GU GARANTIE

Liebe Leserin, lieber Leser,

haben wir Ihre Erwartungen erfüllt? Sind Sie mit diesem Buch zufrieden? Haben Sie weitere Fragen zu diesem Thema? Wir freuen uns auf Ihre Rückmeldung, auf Lob, Kritik und Anregungen, damit wir für Sie immer besser werden können.

GRÄFE UND UNZER Verlag
Leserservice
Postfach 86 03 13
81630 München
E-Mail:
leserservice@graefe-und-unzer.de

Telefon: 00800 / 72 37 33 33*
Telefax: 00800 / 50 12 05 44*
Mo–Do: 9.00 – 17.00 Uhr
Fr: 9.00 – 16.00 Uhr
(* gebührenfrei in D, A, CH)

Ihr GRÄFE UND UNZER Verlag
Der erste Ratgeberverlag – seit 1722.

www.facebook.com/gu.verlag

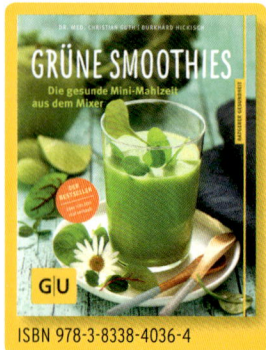
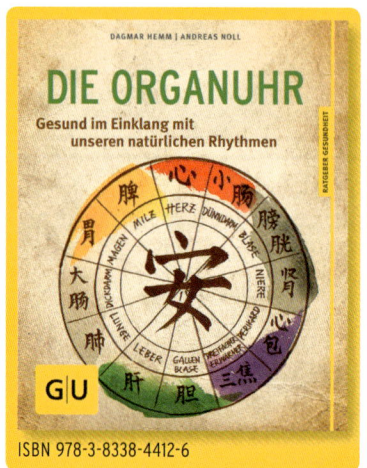
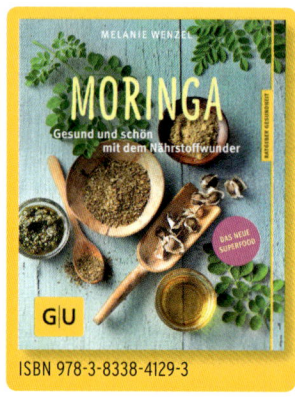
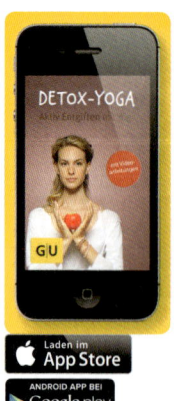
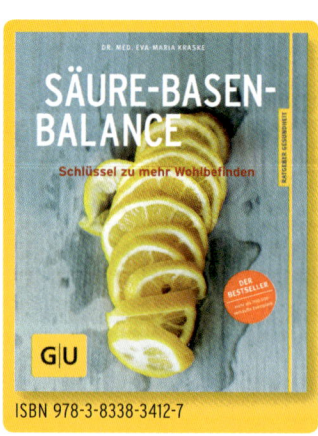
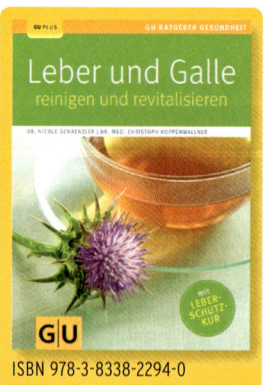
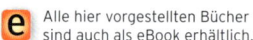
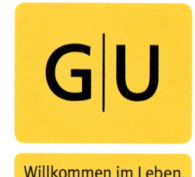